带您了解
糖尿病及相关疾病

吴胜利　主编

北京大学医学出版社

DAININLIAOJIE TANGNIAOBING JI XIANGGUAN JIBING

图书在版编目（CIP）数据

带您了解糖尿病及相关疾病/吴胜利主编. —北京：
北京大学医学出版社，2017.10
ISBN 978-7-5659-1645-8

Ⅰ.①带… Ⅱ.①吴… Ⅲ.①糖尿病－防治 Ⅳ.①R587.1

中国版本图书馆 CIP 数据核字（2017）第 188422 号

带您了解糖尿病及相关疾病

主　　编：吴胜利
出版发行：北京大学医学出版社
地　　址：（100191）北京市海淀区学院路 38 号　北京大学医学部院内
电　　话：发行部 010-82802230；图书邮购 010-82802495
网　　址：http://www.pumpress.com.cn
E - mail：booksale@bjmu.edu.cn
印　　刷：北京市泰华印刷有限责任公司
经　　销：新华书店
责任编辑：袁朝阳　　责任校对：金彤文　　责任印制：李　啸
开　　本：889mm×1194mm　1/16　印张：10.5　字数：176 千字
版　　次：2017 年 10 月第 1 版　2017 年 10 月第 1 次印刷
书　　号：ISBN 978-7-5659-1645-8
定　　价：55.00 元

编者名单

主　编　吴胜利

副主编　黄雪芳　朱玉婧

编　者（按姓名汉语拼音排序）

　　　　　　高　晖　侯宝林　黄丽娟　梁　红　孙克红

　　　　　　王海林　谢爱霞　谢成瑶　伊力哈木

　　　　　　乙丰收　张红霞　张明涛　赵　越　周　娜

序 言

当前中国人口已逾 13 亿，在慢性病中，心血管疾病已成为威胁人民健康的仅次于癌症的重大疾病，糖尿病（DM）患者是心血管疾病的主要危险人群。目前我国的糖尿病患病率超过 10%，糖尿病患者人数已逾 1 亿，占全球糖尿病患者数量的四分之一，居世界首位。糖尿病前期（pre-DM）人数更是高达 2 亿。

在农村，DM 和 pre-DM 的患病率与城市相似，农村人口占中国人口总数的 50% 以上，故基层（以乡镇为主的）的 DM 防治工作极其重要。从糖尿病并发症演变过程来看，应加强医生和患者对糖尿病的正确管理，长期把糖尿病的多种心血管危险因素控制在理想水平，这样就可以大幅度降低其并发症的发生风险。目前，基层形势对 DM 防治很不利：首先，基层医生专业水平与专科医生差距较大，亟待提高；其次，基层民众防病意识非常薄弱，疾病的花费大量用在并发症而非预防上，这使得慢性病管理工作很困难。

糖尿病尚不能根治，因此需要医生和患者不但了解疾病治疗的原则，而且要有长期坚持治疗的信念。本书详细讲解了糖尿病及其并发症和相关疾病的发生和处理原则，通俗易懂，是基层医生和糖尿病患者很好的科普书籍。

我相信此书一定会像春雨育苗一样，给基层医生和患者带来福音。

中日友好医院内分泌代谢中心主任

亚洲糖尿病学会副主席

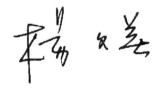

2017 年 6 月

主编简介

吴胜利，女，大学学历，主任医师，现任克拉玛依市人民医院副院长、内分泌代谢中心主任。从事临床医疗工作29年，擅长糖尿病、糖尿病各种并发症、高血压病、肥胖病等的诊治。长期从事临床工作、流行病学研究及健康教育普及工作，创办和主编院内报《认识糖尿病科普报》。作为课题负责人或主要贡献者，其研究成果获得国家级奖励基金1项、省部级3项、地市级奖项6项，2006年、2009年两次被评为克拉玛依市学科带头人，2013年被评为克拉玛依市油城英才医学专家。目前兼任中国医师协会内分泌代谢专业委员会委员、新疆医学会内分泌与糖尿病学专业委员会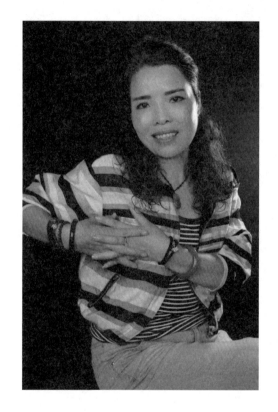常委、新疆医学会科学普及专业委员会常委、新疆中医药学会络病专业委员会常委、克拉玛依市医学会副会长、《中华内分泌代谢杂志》通讯编委、《新疆医学》杂志编委等职。

目　录

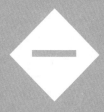 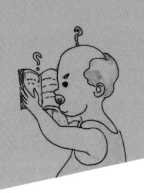

一 糖尿病基本知识

❶ 什么是糖尿病

　　糖尿病是由不同病因与发病机制引起体内胰岛素缺乏或胰岛素作用障碍，导致机体糖、脂肪和蛋白质代谢异常，而以慢性高血糖为主要表现的临床综合征。

❷ 糖尿病的特点

　　（1）**常见病**：糖尿病患病率的迅速增长使其成为目前非常常见的疾病。

　　（2）**终身疾病**：糖尿病的病因复杂，至今没有找到根治的办法，所以需要终身接受治疗。

　　（3）**渐进性疾病**：长期血糖控制不好的糖尿病患者会逐渐伴发各种器官，尤其是眼、心脏、血管、肾、神经损害或功能不全，导致残疾或者早亡。

　　（4）**自我管理及可控制的疾病**：在治疗过程中患者和医生同样重要，糖尿病患者通过改变生活方式，接受社区-医院规范化管理，可使血糖控制良好，延缓疾病进展，提高生活质量。

❸ 血糖的来源

（1）食物经过消化吸收后就会变成血糖。

（2）身体内储存的糖可向血液内释放，是维持空腹血糖稳定的关键。

（3）身体里其他营养物质也可以转变成血糖。

❹ 胰岛素与血糖

血液中的葡萄糖（血糖）负责提供我们日常生活所需要的能量，但在肌肉、骨骼及全身各个脏器中才会发挥作用；胰岛素的主要作用是降低血糖，它就像个搬运工，负责把血液中的葡萄糖（血糖）转运到肌肉、骨骼及全身各个脏器。

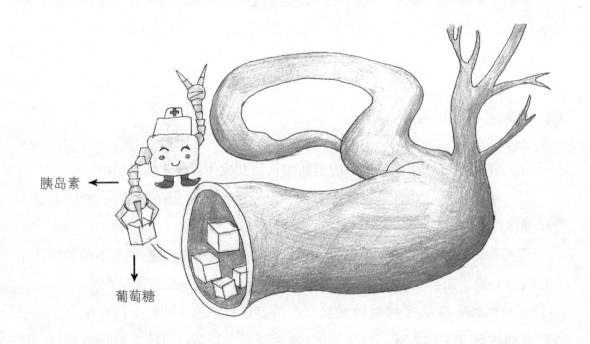

胰岛素

葡萄糖

当进餐后血糖↑→刺激胰岛细胞分泌胰岛素↑→胰岛素使血糖为人体提供能量→血糖↓→胰岛素分泌减少↓→始终保持血糖动态平衡

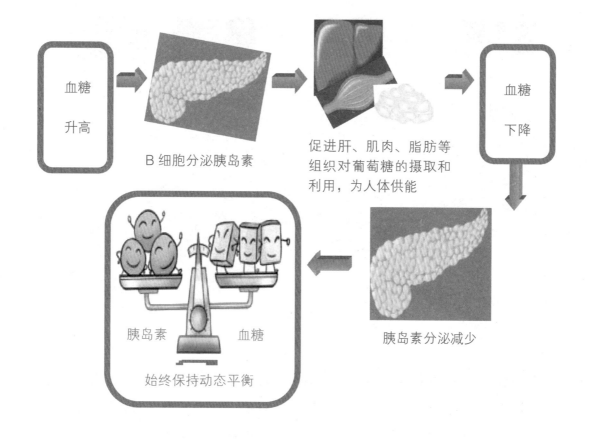

血糖升高 → B 细胞分泌胰岛素 → 促进肝、肌肉、脂肪等组织对葡萄糖的摄取和利用，为人体供能 → 血糖下降

胰岛素分泌减少

胰岛素　血糖
始终保持动态平衡

◆ 5　怎样诊断糖尿病

（1）有糖尿病症状，随机血浆葡萄糖浓度 ≥ 11.1 mmol/l。

（2）空腹血浆葡萄糖浓度 ≥ 7.0 mmol/l。

（3）葡萄糖耐量试验 2 小时血浆葡萄糖浓度 ≥ 11.1 mmol/l。

满足以上三条中的任何一条就可以诊断糖尿病，但还需要对上述结果进行核实。急性感染、创伤等情况下可出现暂时性血糖增高，但如果没有明确的高血糖病史，就不能以此诊断为糖尿病，须在以上情况消除后复查。

◆ 6　糖尿病的症状

糖尿病典型症状：多饮、多尿、多食及体重下降。

多尿	多饮	多食	体重下降

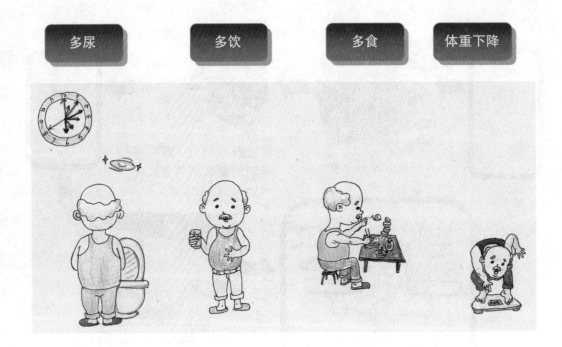

当血糖增高超过肾可重吸收糖的限度时，尿中就会出现糖。大量糖从尿中排出的同时带走水分，所以出现多尿、口渴、多饮；而多饮又会使尿量再次增加，带走更多的糖和水分。大量营养以糖的形式从尿中丢失，人体得不到营养补充，一方面会多吃以补偿消耗；另一方面会促使体内的脂肪分解，导致体重下降。

糖尿病非典型症状：皮肤干燥、皮肤瘙痒、视物模糊、易饥、疲倦，皮肤损伤或手术后伤口不愈合等；男性不明原因性功能减退、勃起功能障碍（阳痿）；过早发生高血压、冠心病或脑卒中；下肢麻木、烧灼感；尿中有蛋白（微量或明显蛋白尿）等。

瘙痒	皮肤干燥	饥饿	视物不清	疲倦

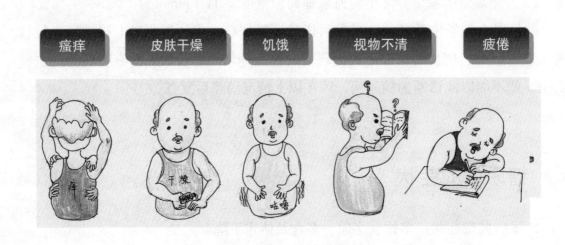

❼ 哪些人容易得糖尿病（有以下情况请您及时监测血糖）

（1）年龄大于 40 岁，年龄越大患糖尿病的概率越大。

（2）如果有糖尿病家族史（例如您的父母或兄弟姐妹患有糖尿病），那么您患糖尿病的概率是其他人的 5 倍（及以上）。

（3）肥胖或超重者。

（4）多食（饭量大、喜欢吃零食、有加餐习惯的人全天摄入总热量超标，不论是否有体重增加，患糖尿病的概率都会增加）。

（5）平时缺乏运动及体力活动者。

（6）妊娠期血糖水平高的孕妇及分娩巨大儿（孩子出生体重 ≥ 4.0 kg）的母

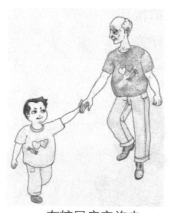

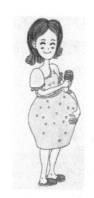

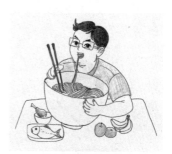

有糖尿病家族史

既往有妊娠糖尿病的妇女或（和）曾经分娩过巨大胎儿的妇女

多食

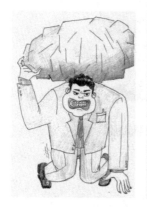

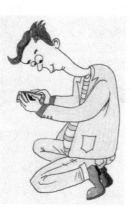

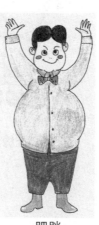

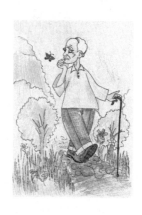

生活压力大

缺乏体力活动

肥胖

高龄

亲都容易患糖尿病。

（7）工作压力大的人。

（8）患有其他内分泌及代谢性疾病的，如高血压、冠心病、高脂血症。

（9）出生时体重低于 2.5 kg 的孩子。

◆8 糖尿病的主要分型

1 型糖尿病：一般发病比较早，以儿童及青少年居多。以胰岛素缺乏为主，多数需要胰岛素终身治疗，且对胰岛素反应敏感。

2 型糖尿病：一般发病年龄晚，但近年来 2 型糖尿病患者逐渐年轻化。以胰岛素抵抗和（或）分泌不足为主，多数口服药物治疗有效。2 型不是 1 型的延伸。

妊娠糖尿病：即妊娠后发病的糖尿病。生育后血糖可能恢复正常。即便如此，该类病人比一般人易患糖尿病，所以更应该保持健康的生活模式。

还有很多其他类型的糖尿病与某种物质的缺乏和变异有关。

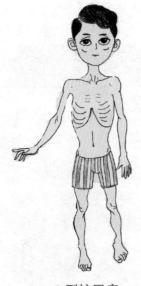 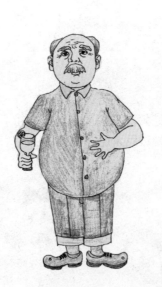 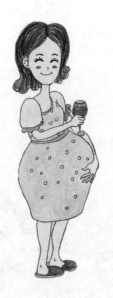

其他特殊类型的糖尿病

1 型糖尿病　　　　　2 型糖尿病　　　　　妊娠糖尿病

⑨ 为什么现在糖尿病患者越来越多

（1）**对糖尿病的认识水平提高及检测手段增加**：例如便携式血糖检测仪得以普及，其操作简单，并可很快获得数据，便于参考；大力宣传糖尿病知识使很多人对其有了一定的认识，并开始重视对糖尿病相关指标的检测；人们的保健意识逐渐增强，体检也使我们发现了很多糖尿病患者。

（2）中国人的遗传易感性强。

（3）**经济状况迅速改善**：我们的餐桌内容不断丰盛起来；人们有经济能力获得更方便的代步工具，活动逐渐减少。

（4）不健康、不科学的生活方式（例如暴饮暴食、吃大量零食、长时间上网、看电视等）增加。

（5）人口有老龄化倾向。

⑩ 糖尿病的危害（并发症）

血液供应全身脏器、肌肉、骨骼养分，当血糖升高时，造成的危害遍及全身。

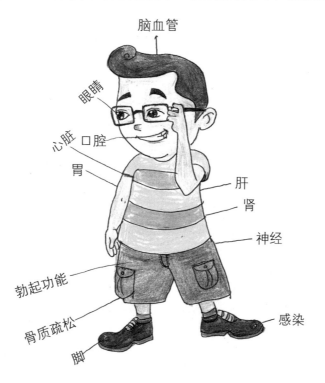

🔟 糖尿病的慢性并发症

（1）**心脑血管病**：糖尿病患者并发动脉粥样硬化、冠心病、脑梗死的危险性大大增加，是非糖尿病患者的 2～3 倍。因糖尿病患者神经受损，很多患者发生心脑血管意外时没有典型的症状。

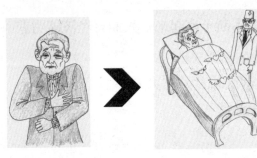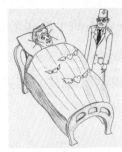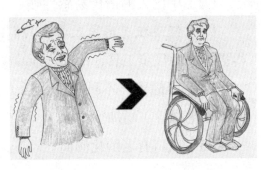

胸闷、胸痛、　　　　　心肌梗死、　　　　　头晕、　　　　　严重者
压榨沉重感　　　　　　心力衰竭　　　　　　肢体麻木　　　　瘫痪、死亡

（2）**糖尿病肾病**：是糖尿病的常见慢性并发症之一，也是导致尿毒症的主要发病原因。定期复查尿微量白蛋白，可以反应最早期肾的损伤，早期干预微量白蛋白尿，可施行早期有效的保护措施。

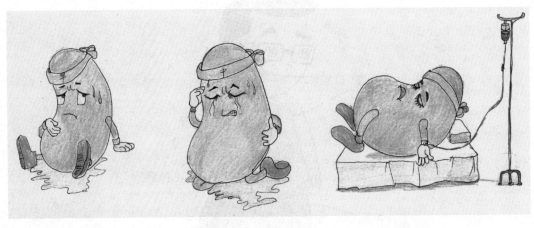

肾早期损害：　　　　肾损害加重：　　　　肾衰竭：
微量的蛋白尿　　　　大量的蛋白尿　　　　尿毒症

（3）**糖尿病神经病变**：包括周围神经病变及自主神经病变。周围神经病变包括：肢体末端的烧灼、电击、针刺样疼痛，感觉异常，感觉过敏，双下肢冰凉等；自主神经病变包括：休息心动过速、运动不耐受、直立性低血压、便秘和胃轻瘫等。

（4）**糖尿病视网膜病变**：其发生和发展是一个缓慢的过程。早期一般无明显的眼部自觉症状，随着病情加重会出现不同程度的眼睛肿胀疼痛、视力下降、视物变形、眼前黑影飘动，视野缩小，最终导致失明。有患者因血糖长期控制不好，出现严重的眼底出血，反复做激光治疗，仍不能有效控制，最终导致失明。

（5）**糖尿病性白内障**：糖尿病是导致白内障的危险因素之一，其发病率是正常人的 5 ～ 10 倍。

（6）**糖尿病足**：是糖尿病神经病变、血管病变及感染等多种因素作用的结果。常见慢性溃疡，严重者需要截肢，是糖尿病致残、致死的主要原因。

（7）**糖尿病骨关节病**：主要是神经病变所致，感染也可以加重关节损伤。多关节同时受累比较常见。可致关节脱位、畸形，影响关节功能。

（8）**糖尿病胃肠病**：十分常见，可见于 75% 以上的糖尿病患者，临床表现多样，包括咽下困难、胃灼热、恶心、呕吐、腹泻、便秘等。笔者在临床上有位患者因神经病变造成胃轻瘫，经常恶心、呕吐、腹胀、不能进食，后来因糖尿病酮症需要住院治疗。

（9）**糖尿病与口腔疾病**：糖尿病患者的抗感染能力下降，易发生颌面部及牙龈、牙周的感染，牙齿松动脱落。

（10）**糖尿病勃起功能障碍**：是多种因素作用的结果，应尽早就诊，控制易发因素。

（11）**糖尿病心理障碍**：糖尿病患者心理障碍发病率为 30% ～ 50%，主要症状有恐惧、抑郁、焦虑等，应尽早就医干预，并应得到家人的关心和帮助，树立战胜疾病的信心。

⑫ 糖尿病的急性并发症

（1）**糖尿病酮症酸中毒**：是糖尿病患者的急性并发症之一，症状有乏力、恶心、呕吐等，严重者出现脱水，甚至休克。很多患者因进食大量的含糖食物、漏打胰岛素或漏服降糖药物、感冒等引起糖尿病酮症，严重时导致酸中毒。

（2）**糖尿病非酮症性高渗综合征**：大多发生在老年 2 型糖尿病患者，病死率高。主要症状包括严重脱水、进行性意识障碍、神经精神症状等。

（3）**低血糖**：是糖尿病患者治疗过程中最常见的并发症。

无症状性低血糖：糖尿病患者血糖 ≤ 3.9 mmol/L，没有低血糖症状

有症状性低血糖：糖尿病患者血糖 ≤ 3.9 mmol/L，合并低血糖症状

相对性低血糖：血糖 > 3.9 mmol/L，有低血糖症状

可疑症状性低血糖：出现低血糖症状，但没有检测血糖

低血糖时没有任何症状更危险！

低血糖有哪些症状？常见症状有易饿、手发抖、出汗、头痛、心慌等，见下图。其他症状有舌根发麻，说话不清，答非所问；烦躁，不理人，意识模糊；平时举止端庄，忽然衣冠不整；无缘无故打架；行为与习惯发生改变。

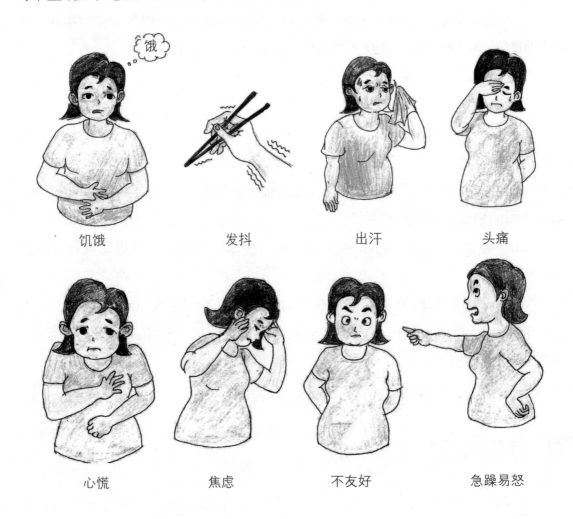

饥饿　　　　　　发抖　　　　　　出汗　　　　　　头痛

心慌　　　　　　焦虑　　　　　　不友好　　　　　急躁易怒

①低血糖的原因

与药物无关的原因：

a. 未按时进食或进食量过少；

b. 运动量增加且未及时加餐；

c. 摄入乙醇尤其是空腹大量饮酒；

d. 情绪骤然改变；

e. 大于 60 岁的老年患者；

f. 严重肝、肾功能不全者；

g. 有某些内分泌疾病者（如肾上腺、甲状腺、垂体等疾病）；

h. 胰岛功能很差的患者。

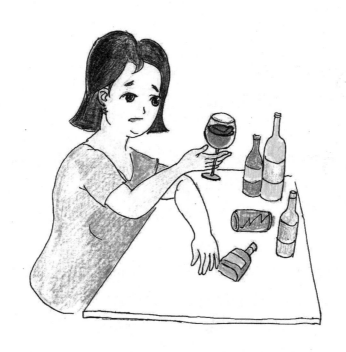

与用药相关的原因：

a. 口服药物或胰岛素使用不当或过量；

b. 进食量减少而降糖药物未相应减少；

c. 用药和用餐时间不匹配。

②**低血糖的应对方法**

当怀疑有低血糖时，应立即监测血糖。血糖低于 3.9 mmol/L 时，可诊断为低血糖，无论有无症状均应处理；

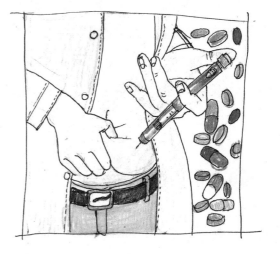

血糖高于 3.9 mmol/L 时，如有明显低血糖症状，亦应处理；

若无条件立即检测血糖，症状明显者，亦应及时处理。

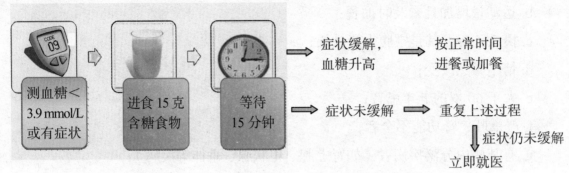

含 15 克糖的食物：一杯果汁或可乐、1～2 汤匙蜂蜜、6 颗糖、2 块饼干、半个馒头等

③**怎样预防低血糖**

a. 生活要有规律，定时定量进餐。

b. 不空腹及过量饮酒。

c. 合理安排运动时间、运动量及强度，运动强度增加时，鼓励在运动前、运动过程中和运动后自测血糖，及时补充能量，忌空腹运动。

d. 规范用药，注意进餐与用药时间的匹配。如果进餐量减少，应相应减少药物剂量。

e. 预防夜间低血糖，如睡前血糖水平 < 5.6 mmol/L，建议睡前加餐。

f. 频繁出现低血糖或严重低血糖者，应及时就医。

g. 外出时，随身携带糖尿病急救卡、少量糖和食物。

④**无症状性高血糖**：很多患者血糖水平很高，常大于 16.0 mmol/L，甚至达到 20 mmol/L 以上，但没有任何症状。这与血糖持续高水平，身体已经适应高血糖有关；也与每个人的体质有关。虽然没有不舒服的感觉，但是对身体影响更大。长期高血糖更容易发生多种并发症。

⑬ **得了糖尿病怎么办**

糖尿病的治疗包括多方面的、综合的措施，并应注意个体化治疗。包括：

①科学饮食；②合理运动；③合理用药；④定期监测；⑤心理调整及糖尿病知识的学习。

14 科学饮食

（1）吃什么：我们每天要吃的食物包括谷薯类、肉蛋奶豆类、油脂类、果蔬类。

①谷薯类

细粮包括面条、馒头、米饭、饼类等；

粗粮包括玉米、小米、紫米、高粱、燕麦、红薯、山药、马铃薯等。

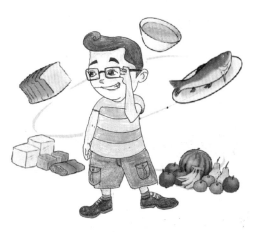

- 谷薯类是能量的主要来源，每天应该吃 250 ～ 400 克。
- 选择多样化，粗细搭配，适量选择全谷类制品。
- 红薯、山药、马铃薯淀粉含量较高，可以用来代替主食。
- 粗粮和细粮一样计算重量，无糖食品也应该计入主食总量。

②肉蛋奶豆类

肉蛋类包括瘦肉、家禽、鱼、虾、蛋等；

奶类包括牛奶、酸奶、奶酪等；

豆类制品包括豆腐、豆浆等。

- 建议每天吃 1 个鸡蛋。
- 乳类宜选择无糖、低脂乳制品，每日保证摄入 300 克。
- 大豆类食物含植物蛋白，不含脂肪。

提示：肾功能受损时，应以动物蛋白为主，限制在 0.8 g/kg 以下。

③油脂类：包括油类和坚果类。

常见的油类有植物油和动物油等；

常见的坚果包括花生、瓜子、核桃、松子等。

- 每日油脂类摄入量应不超过 25 ～ 30 克。
- 多选择富含不饱和脂肪酸的食物，如豆油、玉米油、橄榄油等。

- 应经常更换烹调油的种类。
- 警惕看不见的油脂——坚果、肥肉等。
- 15 粒花生米（一小把瓜子）≈ 10 毫升油。

④**果蔬类**

蔬菜是健康饮食的必需品。蔬菜含多种维生素和矿物质、高膳食纤维，低脂肪，营养丰富。鼓励每天多吃蔬菜，尤其是各种绿色蔬菜。

水果营养丰富，富含膳食纤维，含有多种维生素，脂肪较少；但是多数水果含糖量高。

糖尿病人怎么吃水果？水果应当在两餐中间吃。吃水果后应当减少主食摄入，尽量选择糖分含量低的水果。

关于盐、水、酒的摄入应注意：

食盐应控制在每天 6 克以内，高血压患者更应该严格控制。同时还要限制含盐量高的食物如酱油、味精、腌制品、加工食品。

每天饮用约 2000 毫升水，当出汗多、吃过多的蛋白类食物时，可增加饮水量。

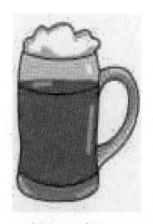 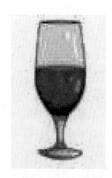 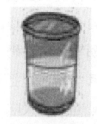

啤酒 285 毫升　　　　红酒 100 毫升　　　　白酒 30 毫升

饮酒后应扣除相应能量的主食［一份酒 ≈ 20 克主食］

（2）**吃多少**：确定每日饮食的总热量，具体步骤如下。

①计算您的理想体重

理想体重（公斤）＝身高（厘米）－105

带您了解糖尿病及相关疾病

②根据实际体重估算您的体型

正常：理想体重 ±10%

超重：理想体重＋（10% ～ 20%）

肥胖：大于理想体重 20% 以上

偏瘦：理想体重－（10% ～ 20%）

消瘦：小于理想体重 20% 以上

③根据体型和劳动强度算出日每公斤理想体重所需热量

不同体力劳动的热量需求表

劳动强度	举例	千卡 /（公斤理想体重 × 日）		
		消瘦	正常 *	肥胖
卧床休息	——	20 ～ 25	15 ～ 20	15
轻体力劳动	办公室职员、教师、售货员、简单家务	35	30	20 ～ 25
中体力劳动	学生、司机、外科医生、体育教师、一般农活	40	35	30
重体力劳动	建筑工、搬运工、冶炼工、重的农活、运动员、舞蹈者	45	40	35

＊每日所需要的总热量＝理想体重 × 每公斤体重需要的热量。可以请医生帮您计算所需热量及具体分配方法

（3）怎么吃：

推荐的烹调方法

炖、清蒸、烩、凉拌、煮、氽、煲

优点：营养成分损失少，不增加脂肪，容易消化吸收，清淡爽口。

不推荐的烹调方法

炸、煎、红烧

缺点：对蛋白质、维生素破坏多，肉中脂肪过度氧化，产生致癌物，增加脂肪和热量。

手掌法则：

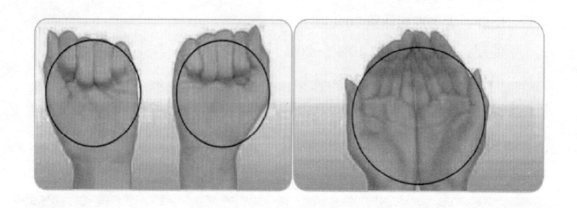

碳水化合物和水果

每餐碳水化合物摄入量大小可以用一个拳头表示，可以是一个馒头、一个花卷或一碗米饭、一碗面条。每日所需水果的大小也可以用一个拳头表示。

蔬菜

两只手可容纳约 500 克蔬菜。蔬菜的能量很低，建议每日摄入 500 ～ 1000 克蔬菜。

蛋白质

50 克的蛋白质类食物相当于手掌心大小，建议每天摄入蛋白质 50 ～ 100 克。

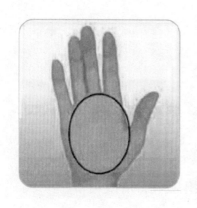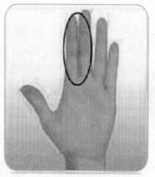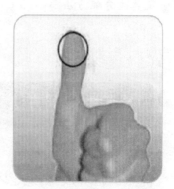

瘦肉

建议每日摄入 50 克左右瘦肉。测量参照两个手指大小。

脂肪（10 克）

需要限制每天油脂摄入量。每顿摄入量参照大拇指的尖端大小。

以下简要介绍新疆特色饮食的成分和热量：

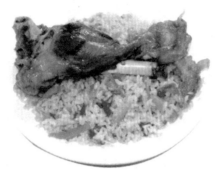

羊肉抓饭　成分：米饭 200 克、羊肉 80 克、油 63 克、胡萝卜 200 克　热量：1398 千卡 / 份

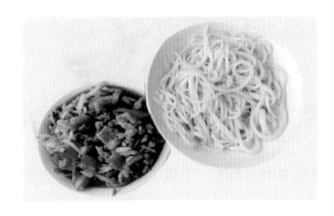

拌面　成分：面粉 250 克、羊肉 50 克、油 50 克、蔬菜 50 克　热量：1468 千卡 / 份

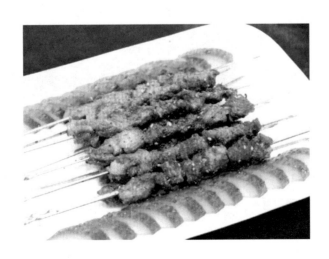

烤羊肉串　成分：瘦羊肉 15 克、羊油 10 克　热量：51 千卡 / 串

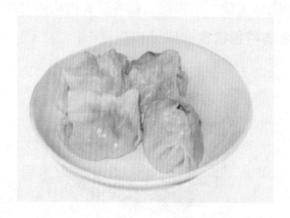

薄皮包子　成分：面粉 42 克、羊肉 17 克、蔬菜 8.3 克　热量：128 千卡 / 个

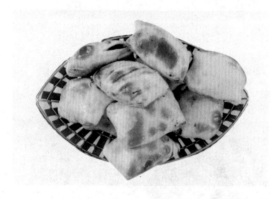

烤包子　成分：面粉 42 克、羊肉 17 克、蔬菜 8.3 克、油 2 克　热量：190 千卡 / 个

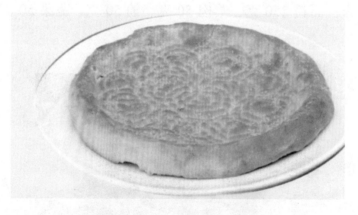

馕　成分：面粉 250 克、油 10 克　热量：958 千卡 / 个

15 合理运动

（1）**运动的好处**：改善不良情绪；使精力更充沛；提高生活质量；控制血压；改善血脂；优化血糖；控制体重等。

（2）**运动的总原则**

循序渐进：活动一定要从小运动量开始，逐渐增加，长期不运动后忽然开始剧烈运动会对身体造成伤害，并且难以坚持。

量力而行：每个人要根据自己的身体情况制订适合自己的活动强度及时间，不能超负荷运动，否则影响身体健康。

持之以恒：要想达到锻炼身体的目的，只有坚持才可以。

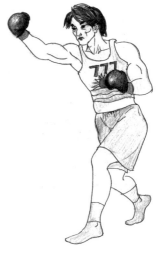

（3）**运动的类型**

有氧运动：强度小、节奏慢、心跳不过快、呼吸平缓，如慢跑、快走、健身操等。

无氧运动：强度大、节奏快、心跳大于150次/分、呼吸急促，如拳击、快跑、踢足球等。

（4）**运动的强度**：最轻强度的运动：持续30分钟，消耗90千卡热量，如下图（散步、做家务）。

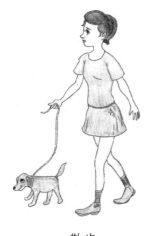

散步

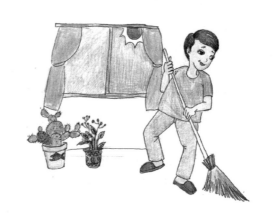

做家务

轻度运动：持续20分钟，消耗90千卡热量，如下图（打太极拳、跳交谊舞、做体操）。

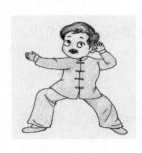
太极拳

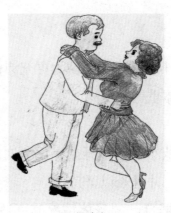
跳交谊舞

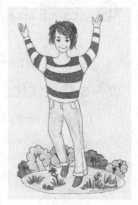
做体操

（5）**怎样选择运动强度**：根据年龄、身体情况、爱好和环境等选择适合自己的运动方式：年轻、身体情况较好的患者可选择中、高强度的运动；老年人或有心血管并发症等身体情况不良的患者可选择较低强度的运动。

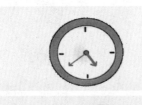

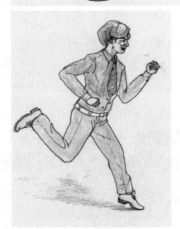

（6）**什么时间去运动**：

①餐后1小时左右运动较好，不易发生低血糖；

②早晨运动时不宜过早、不宜空腹；

③避开药物作用高峰，以避免发生低血糖；

④运动时间相对固定，以利于血糖控制稳定；

⑤切忌运动量忽大忽小，以免造成血糖明显波动；

⑥只要有运动的观念，平时在生活中、工作中都可以运动，运动时机、运动内容也可以灵活选择和应用。

在生活中可注意以下几点：

①多步行，减少乘车，或提早下车，步行一段路去上班或回家；

②少乘电梯，多爬楼梯；

③减少看电视或用电脑的时间，多做散步、打球等活动；

④尽量控制连续坐在椅子上的时间，每次不超过 2 小时。

（7）运动要达到怎样的效果：

运动时脉搏的合理水平：170 − 年龄（次 / 分钟）

还可根据您的自身感觉来掌握：

可以周身发热、出汗，能说话但不能唱歌，不应大汗淋漓或气喘吁吁。

运动多长时间：

每次至少 30 分钟，每周至少 5 天，坚持每天运动更好。

运动前要选择好运动的场地及服装：要环境好，污染少，场地要平整、安全，选择离家较近的正规锻炼场所。运动前先热身，如转转头、扭扭腰、揉揉肩等。

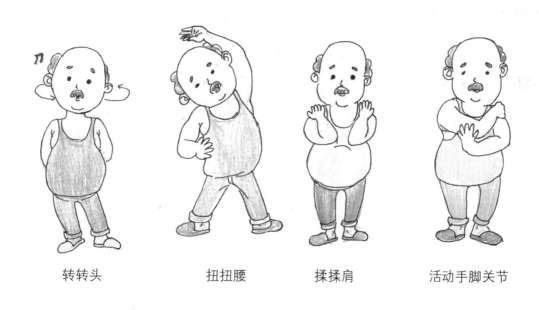

转转头　　　　　　扭扭腰　　　　　　揉揉肩　　　　活动手脚关节

运动过程中应该注意：

注意心率变化及感觉，以掌握运动强度。

若出现乏力、头晕、心慌、胸闷、憋气、出虚汗、腿痛等不适，应立即停止运动。

随身携带急救卡及糖块、饼干等，若发生意外及低血糖反应可及时处理。

天气炎热时，应及时补充水分，但不能一次性饮水过多；天气寒冷时要注意保暖。

夏季运动时应避免中暑，一旦出现中暑症状，应立即到阴凉通风处坐下，喝些凉盐开水，切忌饮用汽水、果汁等甜味饮料，尽量呼吸新鲜空气。

运动结束后注意：

要放松，不要突然停止运动；做 5～10 分钟整理运动，逐渐使心率降至运动前水平。

⑯ 合理用药

选择口服药物还是胰岛素？具体使用什么药物应该由您的医生检查后制订合理方案。

药物的种类及降糖机制见下面两幅图：

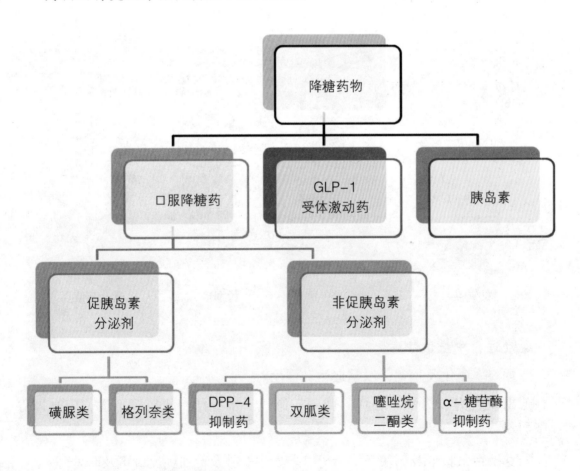

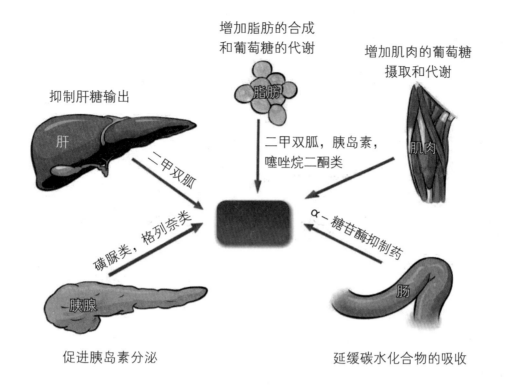

增加脂肪的合成
和葡萄糖的代谢

增加肌肉的葡萄糖
摄取和代谢

抑制肝糖输出

脂肪

二甲双胍，胰岛素，
噻唑烷二酮类

肌肉

肝

二甲双胍

α–糖苷酶抑制药

磺脲类，格列奈类

胰腺

肠

促进胰岛素分泌

延缓碳水化合物的吸收

⑰ 定期监测

（1）**血糖监测的频率：**

①血糖控制差的病人或病情危重者应每天监测 4～7 次，直到病情稳定，血糖得到控制为止；

②病情稳定的患者每周监测 1～2 天；

③使用胰岛素治疗者在治疗开始阶段每日至少测 5 次，达到治疗目标后每日自我监测血糖 2～4 次；

④使用口服药和调整生活方式的患者达标后每周监测血糖 2～4 次；

⑤监测空腹、餐前及餐后血糖，参见下表。

	理想	尚可	差
血糖（mmol/L）	空腹 4.4～6.1 非空腹 4.4～8.0	≤ 7.0 ≤ 10.0	> 7.0 > 10.0
糖化血红蛋白（%）	< 6.5	6.5～7.5	> 7.5

（2）糖化血红蛋白（HbA1c）：糖化血红蛋白可以反映 2～3 个月内血糖的平均水平（全天任何时间均可检测）。在家中检测血糖就好比拍照片，只能表现瞬间的情况，糖化血红蛋白检查仿佛是拍了一段 3 个月的录像带，可用于观察和判断长期治疗效果，以便为以后制订
治疗方案提供依据。

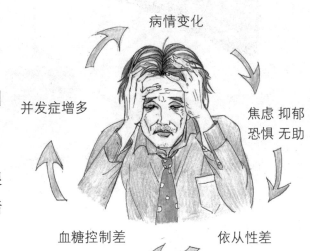

病情变化

焦虑 抑郁
恐惧 无助

依从性差

血糖控制差

并发症增多

⑱ 心理调整及糖尿病知识的学习

患糖尿病后有些人可能会出现很多的心理问题；反复出现的不良情绪不利于血糖控制。

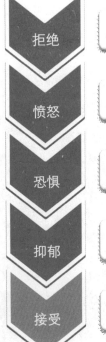

拒绝	• 不可能，肯定是医生搞错了。
愤怒	• 为什么会发生在我（我的孩子）身上？
恐惧	• 得了糖尿病，我的生活将不如从前。
抑郁	• 被各项严格的限制击垮，沮丧，无助无望感。
接受	• 接受糖尿病教育，治疗见效，心情豁然开朗。

我完了么？

调适积极的心理状态，保持阳光心态，树立打败糖尿病的信心，见下图。

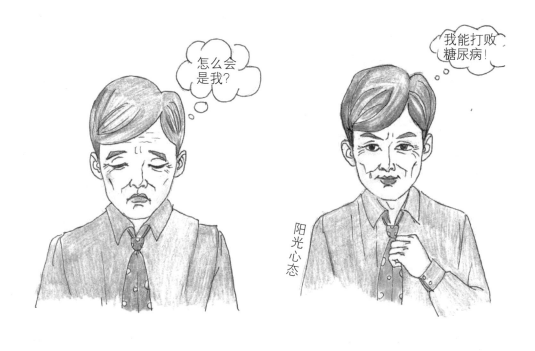

消极情绪是降糖道路上的敌人　　　　阳光心态是健康生活的开始

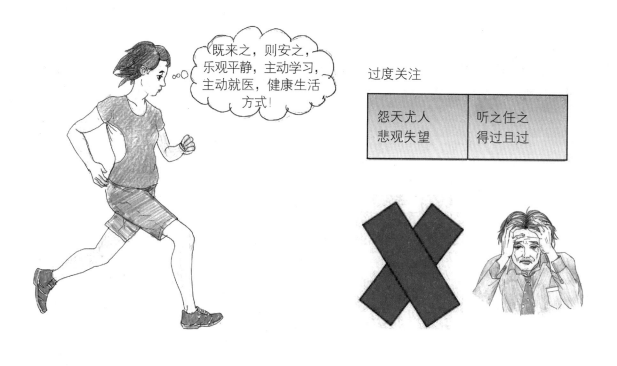

⑲　糖尿病日常护理

　　糖尿病是一种慢性终身的进展性代谢疾病，为了保障糖友们的生活质量，大家要从以下几方面综合管理糖尿病。

（1）控制预警危险因素

①控制高血糖：血糖至少控制在 5 ～ 10 mmol/L。

②控制高血压：BP ＜ 130/80 mmHg。

③控制高血脂：如果"坏"胆固醇升高，"好"胆固醇降低，应及时咨询医生。

④控制体重：体重指数（BMI）＝体重（kg）/ 身高（m）^{2}。BMI 在 24.0 ～ 27.9 为超重，≥ 28 为肥胖；务必要干预肥胖。

⑤控制尿微量蛋白：早期出现微量蛋白，若积极干预，肾功能损害可被阻止或逆转！

（2）综合管理显神通：

①保持乐观心态是前提；

②积极学习糖尿病知识是核心；

③科学饮食是基础；

④合理运动是手段；

⑤药物治疗是武器；

⑥全面监测是保障；

⑦预防并发症是终极目标。

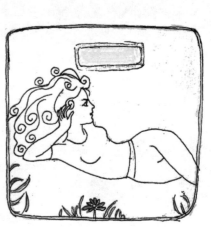

（3）日常生活管理有高招：

①定时测量体重，熟知自我标准体重，督促自律，保持理想体重。

②熟知自我饮食的热卡量和食物配比要求，定时定量进餐，饮食搭配均匀，外出吃饭时也要遵照平时饮食定量，可使用标准餐具和分餐来控制饮食。

③不宜早晨空腹锻炼，制订自我运动方式、频次和量，并持之以恒，切忌随意中断运动。

④掌握家庭血糖、血压检测方法，根据血糖波动情况，每周检测血糖 2 次或每月至少选择一天测 5 次，使用标准血压计，注意血压监测的正确姿势和时机。

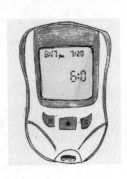 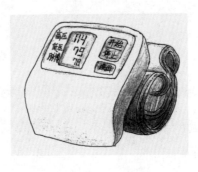 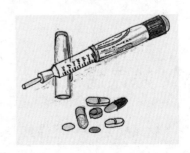

⑤使用胰岛素的糖友掌握胰岛素注射方法和胰岛素作用及注意事项。

⑥足部护理：每天检查足部一次，评估足部神经感觉、皮肤颜色、温度改变，早期发现感染及感觉的改变。每日温水洗脚（勿泡脚）后使用滋润的护手霜按摩15～30分钟，穿宽松柔软的鞋袜，修剪指甲时勿损伤皮肤。预防足外伤，不赤脚走路，冬天使用电毯、烤灯和热水袋时谨防烫伤。若有鸡眼、胼胝、脚癣，应及时治疗。

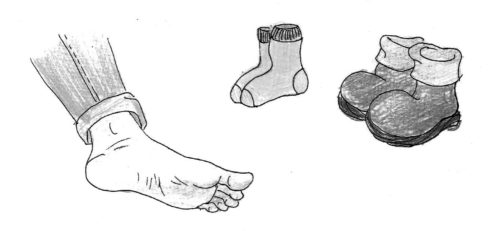

⑦掌握低血糖反应、预防和紧急处理方法，随身携带一些糖块和饼干及求助卡等。

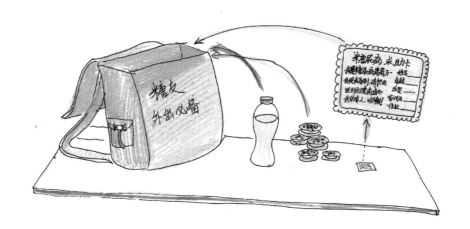

⑧定期检查眼底，若出现视物模糊，应减少活动，及时就医。

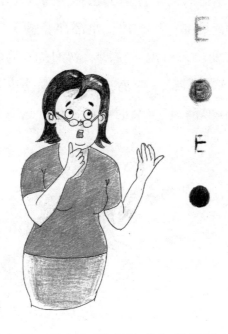

⑨及时治疗呼吸道疾病，避免与呼吸道感染者接触。

⑩泌尿道的护理：因尿糖的刺激，阴部皮肤常有瘙痒现象，可用温水清洗外阴，洗后擦干，以防止或减少瘙痒和湿疹发生。

⑪皮肤、口腔护理：糖尿病病人皮肤抵抗力低下，易受感染，如发生外伤，伤口不易愈合，应勤洗澡、勤换衣服，保持皮肤清洁，以防皮肤化脓感染，皮肤一旦有伤口或牙龈疼痛，应及时就医。

⑫定期检查尿酸和尿蛋白变化，早期发现肾损害，如发现眼睑或下肢皮肤水肿以及泡沫尿液，应及时就医。

⑬当出现心前区疼痛、胸闷、四肢麻木、口角歪斜、漱口漏水、恶心呕吐、全身无力，或一侧肢体无力、头晕、神志恍惚等症状时，应立即呼叫"120"就医。

⑭维持良好的心境和积极的应对心态，改善与他人的关系，保持健康的生活状态。

⑮家庭成员应予以支持，共同管理好糖尿病。

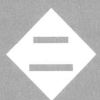 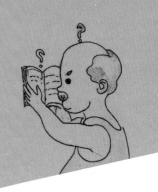

二 糖尿病肾病

1 概述

　　糖尿病肾病是由糖尿病引起的肾损伤，是糖尿病最主要的微血管并发症之一，是目前引起终末期肾病（ESRD）的首要原因。糖尿病肾病起病隐匿，一旦进入大量蛋白尿期后，进展至 ESRD 的速度大约为其他肾病的 14 倍，因此早期诊断、预防与延缓糖尿病肾病的发生、发展对提高糖尿病患者存活率、改善生活质量具有重要意义。

2 糖尿病肾病的危害

　　糖尿病肾病的危害一：肾衰竭；
　　糖尿病肾病的危害二：心血管疾病。
　　蛋白尿的出现标志着血管内皮受损，是心血管疾病发生和死亡的预测指标。
　　蛋白尿越重，高血压发生比例越高；高血压的发生加速了肾小管内皮细胞的破坏，使肾功能不全进一步加重！

❸ 症状与体征

早期症状：多数患者可能无自觉症状，部分患者体检时尿中反复查出白蛋白。

晚期症状：口臭、厌食、恶心呕吐、贫血、失眠、注意力不集中、水肿（水肿往往出现于颜面部、脚踝）、难以控制的高血压等。

❹ 诊断

（1）糖尿病肾病的诊断标准：在大部分糖尿病患者中，出现以下任何一条者应考虑糖尿病肾病。

①大量白蛋白尿；

②糖尿病视网膜病变伴任何一期慢性肾病；

③在 10 年以上糖尿病病程的 1 型糖尿病中出现微量白蛋白尿。

（2）糖尿病肾病分期

1 期：肾小球超滤期或肾功能亢进期

本期常出现在糖尿病病程的头两年

特点：肾体积增大 20%

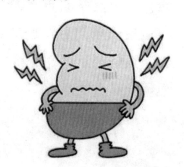

　　　　肾小球滤过率增加 40%

　　　　尿微量白蛋白阴性，血压正常

　　　　肾功能正常

2 期：静息期（间断蛋白尿期）

本期常出现在糖尿病病程 5 年以后

特点：肾小球结构损害

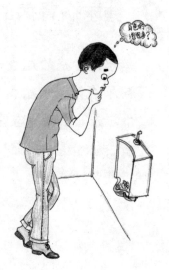

　　　　运动后尿微量白蛋白排泄率升高

3 期：早期肾病期

本期常出现在糖尿病病程 5 ～ 15 年后。

特点：肾小球结构进一步损害

　　　　尿微量白蛋白升高达 20 ～ 200 μg/min

尿常规检查尿蛋白阴性、肾功能正常

注意：1～3 期糖尿病肾病均为可逆转期！故其治疗尤为重要。在这个阶段，建议患者朋友每个月于肾病专科门诊就诊，按照医师的建议开始慢性肾病规范化治疗，通过改善生活方式（如低盐、低脂、优质低蛋白饮食、戒烟、限酒、注意休息、避免劳累及受凉等）、积极治疗原发病（如严格控制血糖、血压、血脂）、密切监测血常规、尿液分析肝肾功能等监测疾病进展。

4 期：临床肾病期

本期常出现在糖尿病病程 15～20 年后。

特点：尿微量白蛋白＞200 μg/min 或＞300 mg/24 h

尿常规检查尿蛋白阳性，可以出现大量蛋白尿

肾小球滤过率下降，高血压、水肿

5 期：肾衰竭期

特点：30%～40% 的糖尿病肾病患者会在患肾病后 20～30 年发展为肾衰竭。

高血压和水肿加重、贫血、恶心、呕吐、尿素氮和肌酐增高。

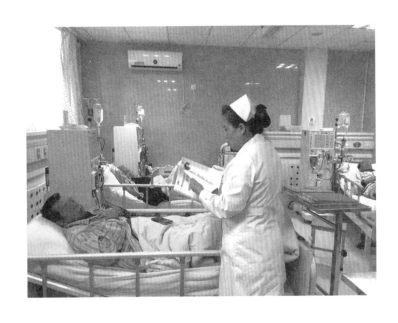

注意：4～5 期糖尿病肾病的肾损害已不可逆转，治疗目的是延缓疾病进展，改善生活质量。

5 糖尿病肾病的防治

糖尿病肾病的进程是从发现糖尿病时就开始的，故糖尿病肾病的预防工作尤为重要！建议每年体检中被诊断为糖尿病受损或空腹血糖受损的朋友，积极采取改善生活方式、控制血糖等措施，预防糖尿病和糖尿病肾病的发生。

血糖控制欠佳是引起糖尿病肾病的直接原因，同时高血压、吸烟等因素的共同作用加快了肾病发展进程，故糖尿病肾病的防治要针对危险因素进行干预。

（1）**生活方式指导**：改变生活方式包括饮食治疗、运动、戒酒、戒烟、控制体重，有利于减缓糖尿病肾病进展，保护肾功能。

①**医学营养治疗**：医学营养治疗应强调饮食结构合理，包括对碳水化合物、蛋白质、脂肪、钠、钾、磷等营养素的管理。透析前的糖尿病肾病 4～5 期患者应实施低蛋白饮食，推荐蛋白摄入量 0.8 g/（kg·d），例如，体重 60 kg 的患者每日蛋白摄入为 48 g，并可同时补充 α 酮酸制剂（如开同片）；并建议以摄入优质蛋白（如蛋清、牛奶、鱼肉、鸡鸭肉等）为主，限制钠盐摄入。

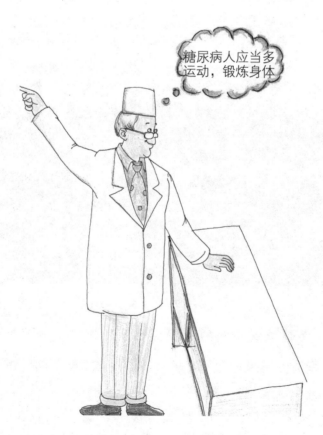

糖尿病人应当多运动，锻炼身体

注：**请咨询肾病专科医师 / 执业营养师，开具个体化饮食处方。**

②**运动：**糖尿病肾病患者运动的频率和强度应达到一定的要求。糖尿病肾病1～3期患者每周应至少进行150分钟以上中等强度的有氧运动，每周至少运动3天，每周至少安排2次对抗性训练；而发展至糖尿病肾病4～5期后应注意避免劳累，适当进行慢走等低强度运动。建议糖尿病肾病患者在专业人士的指导下制订合理的运动方案，提高依从性，减少运动不良后果的发生。

③**戒烟：**吸烟是糖尿病肾病患者蛋白尿及肾功能损害进展的危险因素，戒烟或减少吸烟是糖尿病患者预防或控制糖尿病肾病进展的重要措施。

（2）**控制血糖：**在1型糖尿病和2型糖尿病患者中，严格控制血糖可减少糖尿病肾病的发生或延缓其病程进展。糖尿病肾病患者的血糖控制应遵循个体化原则。

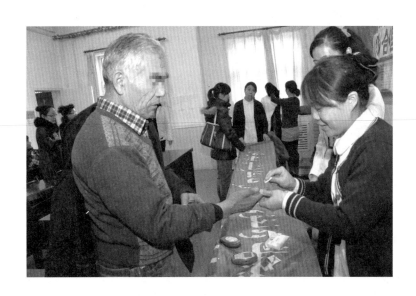

血糖控制目标：糖化血红蛋白（HbA1c）不超过7%。对中老年患者，HbA1c控制目标适当放宽至不超过7%～9%。

注：**降糖药物的使用需要咨询糖尿病专科医师。**

（3）**控制血压：**血压升高不仅是加速糖尿病肾病进展的重要因素，也是决定患者心血管病预后的主要风险因素。

血压控制目标：糖尿病患者的血压控制目标为140/90 mmHg，对年轻患者或合并肾病者的血压控制目标为130/80 mmHg。

注：**降压药物的使用需要咨询肾病专科医师。**

（4）**纠正脂质代谢紊乱：**高脂血症不仅直接参与糖尿病胰岛素抵抗和心血管

并发症的发生，同时可加重蛋白尿和肾小球及肾小管间质纤维化的进展。

糖尿病肾病患者血脂干预治疗切点：低密度脂蛋白（LDL）＞ 3.38 mmol/L，三酰甘油（TG）＞ 2.26 mmol/L。

治疗目标：低密度脂蛋白（LDL）水平降至 2.6 mmol/L 以下（并发冠心病者降至 1.86 mmol/L 以下），TG 降至 1.5 mmol/L 以下。

注：**降脂药物的选择需要咨询糖尿病及肾病专科医师。**

（5）肾脏替代治疗：糖尿病肾病患者一经确诊，需要至少每 3 个月于门诊随访，按专科医师建议定期复查血常规、血生化、尿液分析、（贫血）铁系列、甲状旁腺激素等。在条件允许的情况下可选择肾脏替代治疗，包括血液透析、腹膜透析和肾移植等。血液透析患者须在专科医师建议下提前建立血管通路。

温馨提示：如果您已经得知自己患有慢性肾病（包括糖尿病肾病），未经医师许可，不得自行按药物说明随意用药。当您于其他科室就诊时须告知医师自己患有慢性肾病。药物的不适当使用可能造成肾不可逆转的损害。

⑥ 糖尿病肾病日常护理

我国糖尿病肾病的患病率逐年升高，强化血糖控制可延缓 70% 的糖尿病肾病恶化。糖尿病肾病分五期，在间断和持续微量蛋白尿期可以逆转或部分逆转，此时做好肾病日常护理尤其重要。

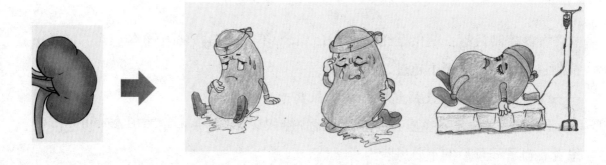

（1）自我检测血糖、血压，目标值：BP ＜ 140/80 mmHg，BG 在 5 ～ 10 mmol/L。血压需要每日监测，血糖按照医嘱执行。

（2）改善生活方式：应适当运动、控制体重、戒烟。

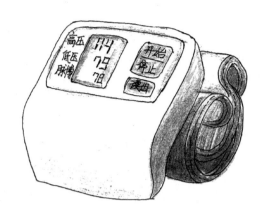

（3）**饮食护理**：饮食宜摄入低盐、优质蛋白，如牛奶、鸡蛋、鱼类等。

①多尿期供给足够热量和维生素，蛋白质可逐日加量，给予含钾多的食物。

②少尿期应严格控制饮水，监测体重，既要限制入量又要适当补充营养，原则上应是低钾、低钠、高热量、高维生素及适量的蛋白质。

高钾蔬菜：绿叶蔬菜（如菠菜）、菇类、紫菜、海带、胡萝卜、马铃薯。

高钾水果：香蕉、番茄、枣、橘子、芒果、柿子，建议每次以一种水果为主，份量约 1/6 为宜。

③恢复期给予高热量、高蛋白饮食。

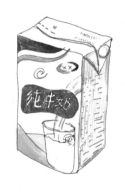 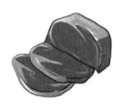 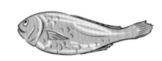 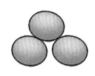

（4）**纠正血脂紊乱**，目标值：低密度脂蛋白（LDL）< 1.8 mmol/L（有心血管疾病），LDL < 2.6 mmol/L（无心血管疾病）；控制蛋白尿等。

（5）观察晨起眼睑、颜面部水肿和尿液中泡沫变化情况，若出现水肿、尿异常、体重迅速增加等，应及时就诊。

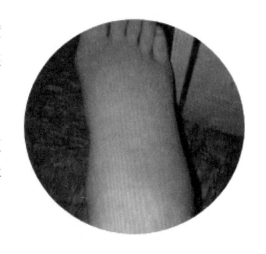

（6）**坚持药物及饮食治疗，不可随意中断**：要在医生指导下服用药物，切勿自作主张，因大部分药物均从肾排泄，可增加肾的负担，特别要避免使用对肾有损害的药物，如氨基苷类的庆大霉素、阿米卡星（丁胺卡那霉素）等。

（7）**避免肾损害因素**：感染、劳累、妊娠、血压增高等均能导致肾功能急剧恶化，故要积极防治上呼吸道、皮肤及泌尿道的感染，避免劳累，做好安全避孕等。

（8）慎房事，女病人孕前应先咨询医生，病情不稳定或肾功能不全者应避孕。

（9）注意个人卫生，预防泌尿道感染，出现尿路刺激征时，应及时治疗。

（10）皮肤瘙痒，可用热水擦浴，切忌用手抓伤皮肤。

（11）贫血患者适当补充造血原料，定期监测血常规，必要时可定期注射促红素纠正贫血。

（12）心力衰竭患者宜卧床休息，并以半卧位为宜。在病情得到控制后，可适当下床活动，尽可能做到生活自理，适当进行户外散步，减少由于长期卧床引起的下肢栓塞。

（13）慢性肾衰竭病人注意保护和有计划地使用血管，尽量保留前臂、肘等部位的大静脉，以备用于血透治疗。

（14）对于已行透析治疗的病人，血液透析者应注意保护好其动-静脉瘘管，腹膜透析者要保护好腹膜透析管道。

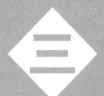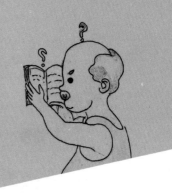

三 高血压

❶ 什么是血压和高血压

血压指血液对血管壁的侧压力（动脉血压）。高血压（hypertension）是指以体循环动脉血压［收缩压和（或）舒张压］增高为主要特征（收缩压 ≥ 140 mmHg，舒张压 ≥ 90 mmHg），可伴有心、脑、肾等器官功能或器质性损害的临床综合征。高血压是最常见的慢性病，也是心脑血管病最主要的危险因素。

高血压测量的"三同一"原则：同一时间、同一侧、同一状态。

❷ 血压的影响因素

主要影响因素有遗传、高盐饮食、吸烟等，见下图。

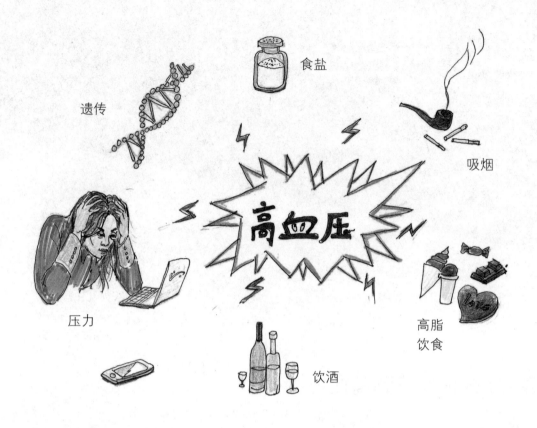

遗传 食盐 吸烟

高血压

压力 高脂饮食

饮酒

❸ 高血压的诊断和分级

诊断及分级	收缩压（mmHg）	舒张压（mmHg）
正常高值	130～139	85～89
正常血压	120～129	80～84
最佳血压	＜120	＜80
确诊高血压	≥140	≥90
3级高血压（重度）	≥180	≥110
2级高血压（中度）	160～179	100～109
1级高血压（轻度）	140～159	90～99

　　患者过去诊断为高血压，在服用降压药物的情况下，血压虽低于140/90 mmHg，亦为高血压。

④ 高血压的症状

高血压发病缓慢，早期基本没有症状，多数人在体检时被发现。有时有头晕、头痛、耳鸣、失眠、乏力等症状。

神经官能症的症状包括失眠、健忘或记忆力减退、注意力不集中、耳鸣、情绪易激动等。

症状的严重程度与血压的高低并不一致。

⑤ 高血压检查

（1）体格检查

①正确测量血压。由于血压有波动性，且情绪激动、从事体力活动时会引起一过性的血压升高，因此应至少2次在非同日静息状态下测得血压升高时方可诊断高血压，血压值应以连续测量3次的平均值计。仔细的体格检查有助于发现继发性高血压的线索和靶器官损害情况。

②测量体重指数（BMI）、腰围及臀围。

③检查四肢动脉搏动和神经系统体征，听诊颈动脉、胸主动脉、腹部动脉和股动脉有无杂音。

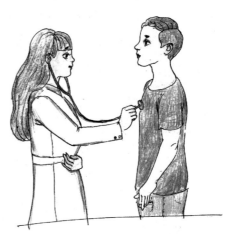

④观察有无库欣病面容、神经纤维瘤性皮肤斑、甲状腺功能亢进性突眼征或下肢水肿。

⑤全面的心肺检查。

⑥全面详细了解患者病史。

（2）实验室检查：可帮助判断高血压的病

因及靶器官功能状态。常规检查项目有血常规、尿常规（包括蛋白、糖和尿沉渣镜检）、肾功能、血糖、血脂、血钾、超声心动图、心电图、胸部X线片、眼底、动态血压监测等。

可根据需要和条件进一步检查眼底以及颈动脉超声等。24 小时动态血压监测有助于判断血压升高的严重程度，了解血压昼夜节律，监测清晨血压，指导降压治疗以及评价降压药物疗效。

6 高血压鉴别诊断

初诊高血压应与继发性高血压相鉴别：常见的有肾病、肾动脉狭窄、原发性醛固酮增多症、嗜铬细胞瘤引起的高血压等，大多数继发性高血压可通过原发病的治疗或手术得到改善。

7 "难兄难弟"（糖尿病和高血压）

（1）糖尿病患者患高血压的概率至少是非糖尿病患者的 2 倍；糖尿病患者中，有 50% 左右合并有高血压；在糖尿病死亡原因中，44% 与高血压有关；糖尿病患者糖代谢紊乱，促使血液和组织中某些成分糖化，会加快、加重动脉硬化形成；而高血压患者由于脂肪堆积、血管壁增厚变硬、弹性减退等，导致局部组织缺血缺氧，也会促使糖尿病病情加重。

（2）在高血压患者中，有 20% 的人患有糖尿病；高血压合并糖尿病时并发大、小血管病变的危险性成倍增长，导致猝死、冠心病、心力衰竭、脑血管病、眼底视网膜病变的患病率、病死率明显增高；高血压合并糖尿病与正常血压非糖尿病相比，心血管事件发生的危险性增加 4 倍，脑卒中发生率增加 8 倍。

8 糖尿病合并高血压的治疗

（1）**非药物治疗**

①**减轻和控制体重**：高血压病人中有一半左右是胖子，而肥胖人群中有一半患有高血压。

②合理膳食：有粗有细；不甜不咸；三四五顿；七八分饱。

低盐饮食：每天食盐多摄入 2 克，收缩压和舒张压分别升高 2 mmHg 和 1 mmHg；增加蔬菜摄入量：500 克/天。

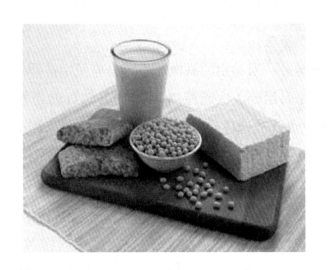

③戒烟、戒酒或限酒

● 戒烟：任何时候都不晚

● 减少饮酒量：< 20 ml/d（红葡萄酒）

④适量有氧运动

进行有规律的体育锻炼。每周至少锻炼 3 ~ 5 次，每次 30 分钟左右。也可短时、多次运动，但每次需要持续时间 10 分钟，运动效果具有时间累加效应，运动项目可选择散步、快步行走、慢跑、太极拳等。

● 循序渐进、持之以恒。

● 运动种类及强度选择：应根据自己的年龄、病情、体力情况、个人爱好及锻炼基础进行。每次活动中可交替进行各种运动。

● 把握好运动量：运动量要根据病人的自我感觉及运动时的心率决定：运动中如果出现头晕、头痛、恶心呕吐、心率失常、呼吸困难、心绞痛等现象，应停止运动，及时就医。运动时的心率最好不要超过适宜心率，像长跑、长拳、足球、篮球等项目运动时的心率都在每分钟 140 ~ 150 次以上，所以均不适宜高血压患者。

⑤减轻精神压力，保持心理平衡

⑥养成良好生活习惯

● 合理作息，保证睡眠时间。

- 避免情绪激动。
- 戒烟戒酒。
- 不要在嘈杂的环境中长时间逗留。
- 娱乐活动要适度，注意劳逸结合。

⑦**高血压的自我管理**

（2）**降压药物治疗**：对检出的高血压患者，应使用推荐的起始与维持治疗的降压药物，特别是每日给药 1 次能控制 24 小时并达标的药物，具体应遵循 4 项原则，即小剂量开始、优先选择长效制剂、联合用药及个体化。

①**降压药物种类**：有利尿药、β 受体阻滞药、钙通道阻滞药、血管紧张素转换酶抑制药、血管紧张素 Ⅱ 受体阻滞药。

应根据患者的危险因素、靶器官损害及合并临床疾病的情况，选择单一用药或联合用药。选择降压药物的原则如下：

- 使用半衰期 24 小时或以上、每日一次服药能够控制 24 小时血压的药物，如氨氯地平等，避免因治疗方案选择不当导致的医源性清晨血压控制不佳。
- 使用安全、可长期坚持并能够控制每一个 24 小时血压的药物，提高患者的治疗依从性。
- 使用心脑可获益、临床试验证据充分并可真正降低长期心脑血管事件的药物，减少心脑血管事件，改善高血压患者的生存质量。

②**治疗方案**：大多数无并发症或合并症患者可以单独或者联合使用噻嗪类利尿药、β 受体阻滞药等。治疗应从小剂量开始，逐步递增剂量。在临床实际使用中，患者心血管危险因素状况、靶器官损害、并发症、合并症、降压疗效、不良反应等都会影响降压药的选择。2 级高血压患者在开始时就可以采用两种降压药物联合治疗。

◆⑨ 高血压日常护理

（1）**保持情绪稳定**：血压的调整与情绪波动关系非常密切。大喜、大悲、生气都可引起血压大幅度波动，因此，已患高血压的病人应养成自制的习惯，保持情绪的相对稳定。

（2）高血压患者需要坚持长期规则治疗和保健护理，不可随意添加或停用药物。

（3）**大便要通畅**：人体在排大便时腹压升高，可以影响血压。因此，患有高血压的人在排便困难时可服用一些缓泻药。平日应多食含纤维素多的蔬菜，还应养成每天定时排便的习惯。

（4）**饮食要"三低二高"**："三低二高"指低动物脂肪、低糖、低钠（盐）；高蛋白、高纤维素（蔬菜）。不宜吃巧克力、狗肉、油炸食品和咸菜。

（5）高血压患者忌饮浓茶，尤其是浓烈红茶，因为红茶可引起兴奋、失眠和血压升高。适宜饮清淡绿茶。

（6）**控制体重**：肥胖是高血压患者的大敌。体重增加导致心脏负担加重、血管外周阻力增加，这些均是导致高血压恶化的重要因素。

（7）**高血压患者应加强自我觉知**：在血压波动有些明显时，往往出现头晕、头疼、困倦、乏力或失眠等临床症状。一旦发生不舒适应及时休息、就医。起、坐、站、卧要平稳，避免突然改变体位。

（8）**定时监测血压**：定时监测血压，但不要天天测血压或一天测几次血压，测量血压次数过多会给患者带来不必要的精神负担。在无明显不舒适的情况下，一周测 1～2 次即可。

（9）房事要节制。在血压波动较明显时应禁止同房。

（10）避免在高温下长时间停留，避免高空作业。

（11）**选择适合的运动方法**：散步和打太极拳适用于各期高血压患者，散步可在早晨、黄昏或临睡前进行，时间一般为 15～50 分钟，每天一两次，速度根据每人身体状况而定；打太极拳对防治高血压有显著作用。

⑩ 降压治疗中的常见问题

 高血压不治疗行吗？

答案：不行。

➢ 高血压是当前最常见的心血管病。若不进行治疗，任其自然发展，则会明显加快动脉粥样硬化进程。

➢ 研究证明，收缩压降低 10 mmHg，卒中（中风）的危险性就可降低 56%，冠心病危险性降低 37%。

 没有症状需要治疗吗？

答案：需要。

➢ 血压的高度与并发症相关，而与患者自身症状不一定相关。

➢ 即使没有症状，高血压对患者脏器的损害也是持续存在的。

➢ 必须及时治疗，且要早期治疗。

 可以随意选用降压药物吗？

答案：不可以！！

➢ 用药应根据患者病情、血压严重程度、并发症、合并症等进行个体化治疗。

➢ 高血压急症应选用快速降压药。

➢ 控制血压选用长效且效果平稳的降压药。

➢ 一种药物效果不满意时，须请教医生增加剂量或联合用药。

➢ 有并发症时应选用对相应靶器官有保护作用的药物。

 血压降至正常范围就可停药吗？

答案：不可以！

➢ 所有降压药都只有在服药期间才有效。如果血压正常就停药，那么血压或早或晚将恢复到治疗前的水平。

➢ 降压药需要长期服用。选择适合的药物，将血压控制在适合的范围内，才能减少对身体的危害。

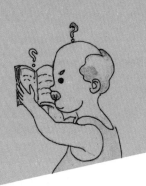

四 肥胖

① 概述

肥胖是一种常见的营养代谢性疾病，是指身体内脂肪堆积过多和（或）分布异常，通常伴有体重增加。

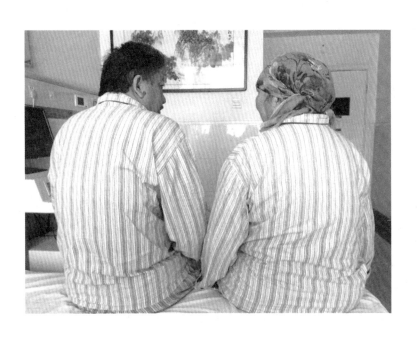

❷ 特点

（1）**现代社会的文明病**：随着经济的发展，人们生活水平逐渐提高，饮食种类越来越丰富，摄入脂肪比例明显增加；各种交通工具的普及应用使人们的活动越来越少。以上种种原因使肥胖人群数量越来越多。

（2）**死亡四重奏之一**：肥胖、高血压、血脂紊乱、糖尿病被称为"死亡四重奏"，威胁人类健康和生命安全。

❸ 肥胖体型

（1）**苹果形（中心性肥胖 / 腹型肥胖）**：以内脏脂肪沉积为主。
（2）**梨形**：以皮下脂肪沉积为主。

❹ 脂肪的分类

内脏脂肪：脂质可以直接进入肝，引起很多疾病。
皮下脂肪：脂质先进入血管，再进入肝。在进入肝前，大部分被肌肉利用，对身体健康影响较小。

❺ 肥胖的界定

（1）**最科学的方法是测量总体脂含量**：使用体脂测量仪测量体脂含量，成年男性 > 25%，成年女性 > 30% 为肥胖。

（2）**最常用的方法**：BMI（体重指数）的计算及腰围的测量。
① **BMI 的计算**：
体重指数（BMI）是反映超重与肥胖程度常用的指标。

$$BMI = 体重（kg）/ 身高^2（m^2）$$

我国通用 BMI 分类标准见下表。

BMI	分类
＜ 18.5	体重过低
18.5 ～ 23.9	正常体重
24.0 ～ 27.9	超重
≥ 28	肥胖

该分类标准的优点：消除了身高对体重的影响，便于比较，使用方便。

缺点：对肌肉发达者、水肿患者不能准确反应肥胖程度。

②**腰围：**是腰部周径的长度，是衡量腹型肥胖简单、实用的指标。

测量方法：自然站立，平静呼吸，沿右侧腋中线，确定髂骨上缘与第十二肋骨下缘连线的中点，将软尺紧贴皮肤，沿水平方向围绕腹部一周。

腹型肥胖：又称"中心型"或"向心性"肥胖，脂肪主要在腹壁和内脏蓄积过多，体型呈"苹果形"。

我国腹型肥胖的标准是：

腰围：男性 ≥ 90 cm，女性 ≥ 85 cm

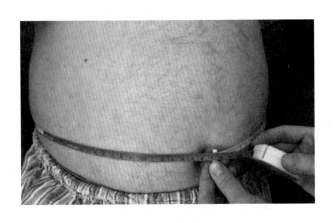

6 肥胖的原因

（1）**遗传因素：**若父母均肥胖，子女肥胖的机会达 70% ～ 80%；父母一方肥胖，子女肥胖的机会达 40% ～ 50%。

（2）环境因素

膳食营养：不良饮食习惯如吃饭过快、晚上进食多、爱吃甜食及油腻食品、边吃东西边看电视等。

体育活动：久坐的生活方式，锻炼意识差，户外活动少，活动量小。

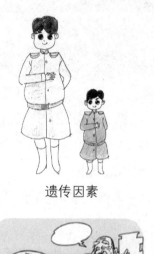

遗传因素

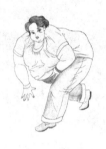

代谢紊乱

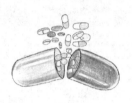

药物导致

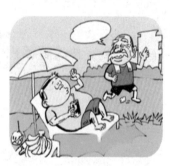

缺乏运动

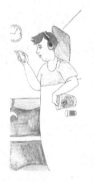

生活不规律

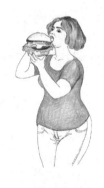

暴饮暴食

7 肥胖的危害

（1）**代谢并发症：**有 2 型糖尿病、动脉粥样硬化、高血压、高尿酸血症、肾病、胰腺炎、血脂异常、肿瘤、脂肪肝、胆囊疾病等。

（2）**机械并发症：**有关节炎、腰背痛、胃反流、疝气、静脉曲张、呼吸短促、呼吸暂停、水肿等。

（3）**其他：**有抑郁、自信心不足、社会孤立、谵妄、阿尔茨海默病、心功能衰竭、哮喘、生育能力下降、阳痿等。

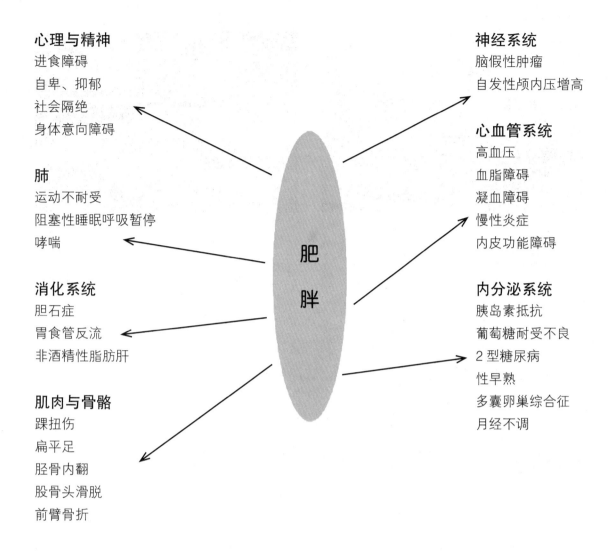

心理与精神
进食障碍
自卑、抑郁
社会隔绝
身体意向障碍

肺
运动不耐受
阻塞性睡眠呼吸暂停
哮喘

消化系统
胆石症
胃食管反流
非酒精性脂肪肝

肌肉与骨骼
踝扭伤
扁平足
胫骨内翻
股骨头滑脱
前臂骨折

神经系统
脑假性肿瘤
自发性颅内压增高

心血管系统
高血压
血脂障碍
凝血障碍
慢性炎症
内皮功能障碍

内分泌系统
胰岛素抵抗
葡萄糖耐受不良
2 型糖尿病
性早熟
多囊卵巢综合征
月经不调

肥胖

⑧ 肥胖的治疗办法

减肥是一种痛苦的经历，需要付出辛勤的汗水并远离"美食"，但得到的结果是十分美好的。

（1）改变对肥胖的认识：很多人认为胖了才健康，体重降低会使抵抗力减弱；认为只有很重的大胖子，才会影响健康，才需要减肥。但事实上，只要处于理想体重之上，都会给我们带来不同程度肥胖相关的危害。

（2）控制饮食：

①减少摄入高能量的食品和饮料，例如油炸食品、快餐等。

②增加摄入新鲜蔬菜和水果。新鲜的水果和蔬菜不仅可以增加饱腹感，还能

肥胖

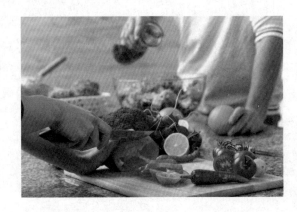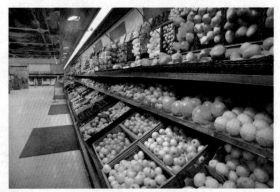

提供多种维生素和矿物质及纤维素，使我们的身体更健康。

③减少总食量，避免餐间零食。很多人为减体重，每顿饭都吃很少，但喜欢不停地吃零食，认为一点零食不会长胖，实际上零食热量很高，一会儿吃一点，总量已经很多了。结果减少了饭量，但体重没降反而升高了。

④避免睡前进餐。睡前进食后，食物产生的热量不能通过活动消耗；并且会加重胃肠及肝的负担。

⑤避免暴饮暴食。有很多人认为平时控制饮食，周末可以放松一下，大吃一顿解解馋。但事实上每次暴饮暴食后热量吸收得更多，更容易长胖。对胃肠也有很大的损伤。

（3）**体力活动**：体力活动是消耗热量、减轻体重最有效的方法，包括日常工作及体育锻炼。随着社会的发展，电器化操作增加，体力劳动逐渐减少；交通便利，我们步行越来越少，大部分人缺乏体力活动。运动成为我们生活中必需的部分。

运动的原则：持之以恒、循序渐进、量力而行。每次活动半小时以上，每周坚持 5 天以上。只要有运动的观念，平时在生活中、工作中都可以运动，运动时机、运动内容也可以灵活选择和应用。

①多步行，减少乘车，或提早下车，步行一段路去上班或回家。

②少乘电梯，多爬楼梯。

③减少看电视或用电脑的时间，多进行散步、打球等活动。

④尽量控制连续坐在椅子上的时间（每次不超过 2 小时）。

（4）**药物治疗**：是否需要用药？用什么药？这些问题要咨询专业的医生。

①作用于中枢神经系统的药物有芬特明、安非拉酮。

②脂肪酶抑制药有奥利司他。

③双胍类。

④胰淀粉样多肽类似物。

⑤ GLP-1 类。

（5）**手术治疗**：体重指数很大，或长期减重无效者，应由医生评估是否需要手术治疗。

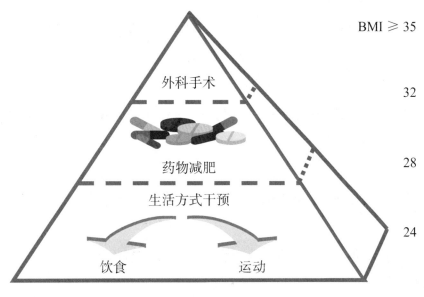

BMI ≥ 35

32

28

24

减重治疗金字塔

⑨ 糖尿病合并肥胖

（1）**糖尿病与肥胖的关系**：肥胖和 2 型糖尿病关系密切，中国超重人群与肥胖人群的糖尿病患病率分别为 12.8% 和 18.5%，而在糖尿病患者中超重比例为 41%、肥胖比例为 24.3%，腹型肥胖［腰围＞ 90 cm（男）或＞ 85 cm（女）］者高达 45.4%。中国人体脂分布趋向于腹腔内积聚，更易形成腹型肥胖。

（2）**2 型糖尿病（T2DM）合并肥胖管理的意义**：符合两种疾病诊断的患者即可按照 T2DM 合并肥胖进行管理。

①体重增加是 T2DM 发生的独立危险因素。体重或腰围增加均可加重胰岛素抵抗，增加 T2DM 的发生风险以及血糖控制的难度。

② T2DM 合并肥胖患者减重并维持体重更加困难。首先，肥胖患者的胰岛素水平显著增高，而胰岛素具有抑制脂肪分解、促进脂肪合成的作用；其次，

肥胖本身与糖尿病患者存在的其他代谢异常协同作用可加重 T2DM 的胰岛素抵抗。

③肥胖与糖尿病存在的其他代谢异常协同作用可进一步加剧 T2DM 患者慢性并发症的发生。T2DM 合并肥胖使心脑血管疾病患病风险升高。肥胖是糖尿病肾病的独立危险因素，可导致慢性肾病的恶化。

④减轻体重可以改善胰岛素抵抗、降低血糖和改善心血管疾病的危险因素，超重和肥胖 T2DM 患者减重 3% ～ 5%，即能明显降低血糖、HbA1C、血压、血脂，具有临床意义，并且提高生活质量。在一定范围内，减重越多，获益越大。

⑤针对 T2DM 合并肥胖患者，在降糖的同时加强体重管理，对于预防糖尿病并发症、提高患者生活质量具有重要意义。

（3）T2DM 合并肥胖的管理

①T2DM 合并肥胖患者的血糖、体重控制目标见下表。

指标	目标值
HbA1C（%）	＜ 7.0
血糖（mmol/L）	
空腹	4.4 ～ 7.0
非空腹	＜ 10.0
BMI（kg/m^2）	＜ 24
腰围（cm）	
男性	＜ 85
女性	＜ 80

肥胖和糖尿病的双重压力进一步加重患者的心理负担。对于肥胖或超重的 T2DM 患者应该加强心理干预，通过专业心理医生或者糖尿病专科医生的心理指导，帮助患者循序渐进地改善生活方式，建立自信。降低体重不仅会减轻 T2DM 患者的心理障碍，而且会使很多患者再次获得自信，提高生活满意度。

②**药物治疗**

总体治疗原则：a. 在选择降糖药物时，应优先考虑有利于减轻体重或对体重影响不大的药物；b. 需要胰岛素治疗的 T2DM 合并肥胖患者，建议联合使用至少一种其他降糖药物，如二甲双胍、胰升糖素样肽1（GLP-1）受体激动药、α-糖苷酶抑制药、二肽基肽酶4（DPP-4）抑制药等，从而减轻因胰岛素剂量过大而引起的体重增加；c.体重控制仍不理想者，可短期或长期联合使用对糖代谢有改善作用且安全性良好的减肥药；d.降糖的同时增加体重的药物有胰岛素，噻唑烷二酮类（TZDs）如文迪亚、太罗、卡司平，磺脲类如格列本脲（优降糖）、格列齐特（达美康）、格列喹酮（糖适平）；e.降糖的同时减轻或不增加体重的降糖药物主要有GLP-1受体激动药如利拉鲁肽、百泌达，二甲双胍，α-糖苷酶抑制药如阿卡波糖（拜糖平）、卡博平；DPP-4抑制药和钠-葡萄糖协同转运蛋白2（SGLT-2）抑制药。其中，GLP-1受体激动药可显著减轻患者体重。

③手术治疗

对于采取非手术治疗后减重或血糖控制效果不理想的T2DM合并肥胖患者，可以考虑手术治疗。减重手术可以改善T2DM合并肥胖患者的血糖控制，甚至使部分患者糖尿病"缓解"。严格选择患者及适合的手术方式，充分进行术前评估和术前准备，并加强术后随访和营养、运动指导，是提高手术治疗T2DM合并肥胖有效性和安全性的关键。

a. 适应证

● 年龄在18～60岁，一般状况较好，手术风险较低，经生活方式干预和各种药物治疗难以控制的2型糖尿病患者（HbA1C＞7.0%）。

● 根据患者的BMI和临床情况来判断是否行手术治疗：积极手术：BMI≥32 kg/m²，无论是否存在其他合并症；慎重手术：BMI 28～32 kg/m²，存在合并症；暂不推荐：BMI 25～28 kg/m²。如果患者合并腹型肥胖和代谢异常，可酌情提高手术推荐等级。

腹腔镜袖状胃切除术（LSG）是中重度T2DM合并肥胖的首选术式；胃旁路术（RYGB）适用于T2DM病程相对较长、需要减重更多的患者。

b. 禁忌证

● 滥用药物、乙醇成瘾、患有难以控制的精神疾病患者，以及对减重手术的风险、益处、预期后果缺乏理解能力的患者。

● 明确诊断为1型糖尿病的患者。

● 胰岛B细胞功能已明显衰竭的2型糖尿病患者。

● 外科手术禁忌者。

● BMI＜25 kg/m²。

- 妊娠糖尿病及其他特殊类型的糖尿病。

④血糖和体重监测

a. 血糖监测：HbA1C 反映近 2 ～ 3 个月血糖平均水平，是评价长期血糖控制的金标准，也是指导临床调整治疗方案的重要依据。在治疗初期建议每 3 个月检测 1 次，一旦达到治疗目标可每 6 个月检查一次。

b. 体重监测：

- 作为一种慢性疾病，为了预防体重再次增加和防治并发疾病，体重长期监测必不可少。

- 建议糖尿病合并肥胖患者体重降幅至少 > 3%，在 6 个月内体重下降 5% ～ 15%；重度肥胖（如 BMI > 35 kg/m^2）可能需要更大（20% 或以上）的体重下降幅度。

- 对于接受手术治疗的患者，门诊随访的次数还需要增加。

⑤ T2DM 合并肥胖心血管风险因素的控制

T2DM 及肥胖确诊后，至少每年评估一次心血管病变的风险因素，评估的内容包括心血管病既往史及现状、年龄、有无心血管风险因素（吸烟、血脂紊乱、高血压和家族史等）、肾损害（尿白蛋白排泄率等）、心房颤动（可导致卒中）。全面评估和控制心血管疾病风险因素，并进行合理的降压、调脂和抗血小板治疗，可显著改善糖尿病患者心脑血管病变和死亡发生的风险。联合使用其他药物时应注意：β 受体阻滞药可能增加体重、他汀类药物可能升高血糖、某些抗抑郁焦虑药物增加体重等。

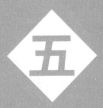 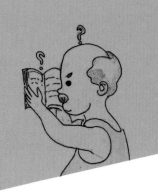

五 高脂血症

① 概述

血脂指血浆中所含的脂类，主要包括三酰甘油（甘油三脂）、胆固醇、高密度脂蛋白、低密度脂蛋白等。

血脂异常是指血浆总胆固醇（TC）升高、低密度脂蛋白-胆固醇（LDL-C）升高、三酰甘油（TG）升高和（或）高密度脂蛋白-胆固醇（HDL-C）低下。

单位：mmol/L

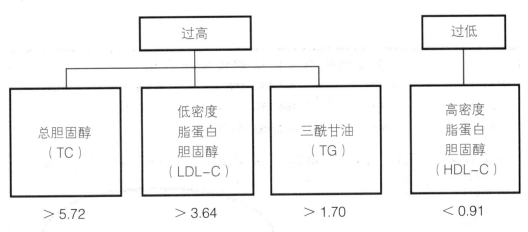

❷ 血脂异常的危害

心脑血管疾病是人类健康和生命的头号"杀手"，而血脂异常是冠心病和缺血性脑卒中等心脑血管疾病重要的独立危险因素之一。

高密度脂蛋白是"好"的血脂，对心血管有保护作用。可以将所食的油腻食物中有害的胆固醇从血管内壁带到肝，经吸收和有效利用后排出体外。

低密度脂蛋白、三酰甘油、总胆固醇是"坏"的血脂，是心脑血管疾病的元凶。它们会"钻"到动脉的内皮下面，形成动脉粥样硬化斑块，可引起动脉粥样硬化，最终导致心脑血管疾病。

❸ 血脂异常如何防治

（1）血脂异常的检出

建议：20岁以上的成年人至少每5年测量一次空腹血脂，包括总胆固醇（TC）、低密度脂蛋白–胆固醇（LDL-C）、三酰甘油（TG）和高密度脂蛋白–胆固醇（HDL-C）。

对于缺血性心血管病如冠心病、脑梗死等患者及高危人群，应每3～6个月

克拉玛依市人民医院检验报告单

姓名：　　　　　病员号：0000044333　　标本种类：血清　　　样本编号：20160720G0010002

性别：女　　　科别：内分泌肾病科门诊　　临床诊断：健康查体　　备注：

年龄：55岁　　　床号：　　　　申请医生：黄雪芳/0247

No	项目名称	结果	单位	参考区间	No	项目名称	结果	单位	参考区间
1	总蛋白	74.5	g/L	65-85	23	肌酐	68.3	umol/L	41-73
2	白蛋白	46.2	g/L	35-55	24	葡萄糖	9.27 ↑	mmol/L	3.89-6.11
3	球蛋白	28.3	g/L	20-40	25	总胆固醇	6.32 ↑	mmol/L	3.2-5.2
4	白/球比	1.63		1.2-2.4	26	甘油三脂	4.81 ↑	mmol/L	0.4-1.8
5	谷丙转氨酶	15	U/L	7-40	27	低密度脂蛋白	3.75	mmol/L	1.20-4.1
6	谷草转氨酶	13	U/L	13-35	28	载脂蛋白-A	1.68	g/L	1.04-2.02
7	谷草/谷丙	0.87			29	载脂蛋白-B	1.22 ↑	g/L	0.6-1.17
8	碱性磷酸酶	99	U/L	50-135					

测定一次空腹血脂。

注：请您将血脂化验结果第一时间交于内科医师确认。

（2）血脂异常的防治

①**生活方式及饮食治疗**。生活方式改变是调脂治疗整体策略中的最基本措施。血脂异常患者无论是否进行药物调脂治疗，都必须坚持饮食控制和改善生活方式。

a. 减少饱和脂肪酸和胆固醇的摄入

中国人膳食中饱和脂肪酸的主要来源是家畜肉类（尤其是肥肉）、动物油脂、奶油糕点、棕榈油。

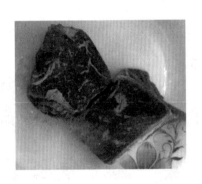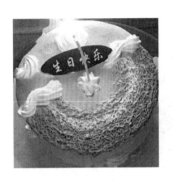

中国人膳食中胆固醇的主要来源：动物源性食物（蛋黄、蛋类制品、动物内脏、鱼子、鱿鱼、墨鱼等）。

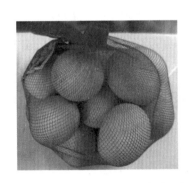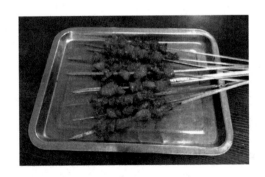

b. 选择能够降低 LDL-C 的食物

全谷物（如小麦、燕麦、高粱、玉米、小米、糙米、荞麦等）和高纤维食物（如菜花、菠菜、白菜、香菇、木耳、紫菜等）可以适当降低 LDL-C 的水平，降低心血管疾病发病风险。

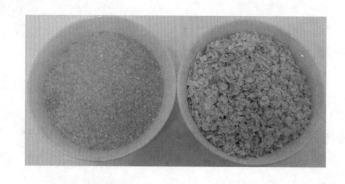
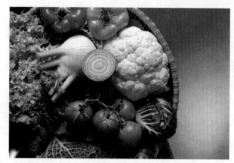

c. 植物固醇

植物固醇主要来源于植物油、坚果类及蔬菜、水果，已证实含有植物固醇的食物能降低血浆胆固醇水平。

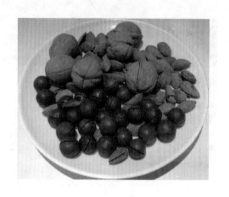
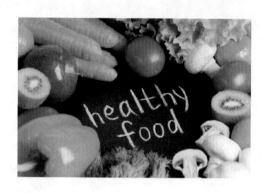

d. 平衡热量摄入，加强体育锻炼，保持标准体重

不管体重如何，都建议进行体育锻炼以减少患心血管疾病的风险。对于超重或肥胖的人，规律的体育锻炼并限制热量摄入被推荐为降低体重的最佳方法。

中国成人血脂异常防治指南建议增加体力活动，每天至少消耗 200 kcal 热量，要达到此目标，几乎每天都要进行超过 30 分钟的体育锻炼（根据年龄、合并症等选择适合自己的运动项目）；对于想要减肥或减轻体重的成年人以及儿童，一周中几乎每天都需要做至少 60 分钟的体育锻炼，但一天的活动量可以累计。

e. 饮食中宜富含水果和蔬菜

大部分蔬菜和水果富含营养素、低热量、高纤维素。因此，富含蔬菜和水果的饮食既可以满足对微量营养素、常量营养素和纤维的需求，基本上又不会增加总能量的摄入。经常摄入这种饮食的人患心血管病尤其是卒中的危险较低。

f. 尽量减少饮料和加糖食物的摄入

大量喝含糖饮料的人往往在不知不觉中摄入更多的热

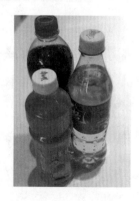

量，容易长胖，可能对人们达到并保持健康体重产生负面影响，如：一瓶 600 毫升可乐的热量为 252 kcal，相当于 13 颗方糖所含热量，消耗这些热量需要 60 分钟的有氧运动。具体见下表。

品项	容量（ml）	热量（kcal）	方糖量（20 kcal/ 颗）	60 天公斤数（每天一杯）
珍珠奶茶	700	500	28	4.3
巧克力冰沙	591	512	26	4.0
珍珠奶茶（不含糖）	700	354	18	2.8
冬瓜茶	700	252	13	2.0
可乐	600	252	13	2.0
西瓜汁	700	221	11	1.7
可乐冰沙	700	217	11	1.7
柠檬红茶	600	216	11	1.7
柳橙汁	400	180	9	1.4
拿铁咖啡	250	138	7	1.1

60 分钟各项运动所耗热量（kcal）			
逛街	110	游泳	1036
骑脚踏车	184	泡澡	168
开车	82	烫衣服	120
打网球	352	洗碗	136
看电影	66	爬楼梯	480
遛狗	130	洗衣服	114
郊游	240	打扫	228
有氧运动	252	跳绳	448
打拳	450	午睡	48
念书	88	跳舞	300
工作	76	慢走	255
打高尔夫球	186	快走	555
看电视	72	慢跑	655
打桌球	300	快跑	700
骑马	276	体能训练	300
滑雪	354	健身操	300

高脂血症

g. 限盐

食盐（主要成分为氯化钠）摄入过多的人，血压升高的风险相对较高。减少钠的摄入可以延缓与年龄相关的血压升高，降低动脉粥样硬化性心血管事件和充血性心力衰竭风险。中国成人血脂异常防治指南建议每日盐的摄入量应小于 6 克（一般一个 120 克的牙膏盖的内容量约为 2 克，有条件的情况下，建议选用控盐勺）。

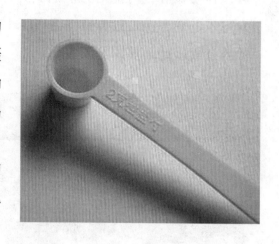

h. 限酒

酒类饮品中所含热量很高，例如：每 100 克酒精度为 52 的白酒所含热量为 311 kcal，需要 60 分钟以上的有氧运动方可消耗。建议成年正常男性乙醇（酒精）摄入量最多为 25 克，女性 15 克，相当于红酒：男 250 毫升，女 150 毫升；酒精度为 52 的白酒：男性 25 毫升，女性 15 毫升；啤酒：男 700 毫升，女 400 毫升。

饮酒过多会对健康产生严重危害，增加高血脂、肝损害、高血压、肿瘤的患病风险。

适度饮酒与降低心血管事件有关，但不能单独推荐通过摄入乙醇来降低心血管病风险。因此，应适度饮酒。

常见酒类所含能量

名称	酒精度（g/100 g）	100 g 所含的能量（kcal）
啤酒	3.4	38
葡萄酒	8.9	67
黄酒（均值）	10.2	66
38° 白酒	31.6	222
52° 白酒	44.4	311
56° 白酒	48.2	338

数据来源：中国营养学会

i. 戒烟

有充分的证据显示，吸烟和被动吸烟对心血管疾病、癌症和其他严重疾病有不利影响，强烈建议杜绝烟草制品使用，并避免被动吸烟。

②**药物治疗**

若经非调脂药物治疗3～6个月后复查血脂仍不达标，或初次发现血脂较高，容易诱发急性并发症，如胰腺炎等，则需要开始药物治疗。

注：**患者药物治疗的时机及如何选择调脂药物、治疗目标须由内科医师决定。**

③**治疗过程的监测**

饮食与非调脂药物治疗3～6个月后应反复查血脂水平，如能达到要求，则可继续治疗，但仍须每6～12个月复查，如持续达到要求，每年复查一次。

药物治疗开始后4～8周复查血液生化指标（空腹），如能达到目标值，逐步改为每6～12个月复查一次；如开始治疗3～6个月复查血脂仍未达标，须咨询医师。

生活方式改变和降脂药物治疗只有长期坚持，才能获得临床益处。

❹ 糖尿病合并高脂血症

（1）**高血糖和高血脂之间的关系**：高脂血症与高血糖的相互促进：很多糖尿病人都伴有高脂血症，因此人们通常把糖尿病与高脂血症称为姐妹病，并认为高血脂是糖尿病的继发症。据统计，大约40%的糖尿病病人有脂代谢紊乱，其特点是三酰甘油增高和高密度脂蛋白降低。

糖尿病引起血脂增高的原因一方面是糖尿病病人胰岛素不足时，体内脂酶活性减低，因此血脂易增高；另一方面，糖尿病本身除糖代谢紊乱外，同时还伴有脂肪、蛋白质和水、电解质紊乱。经常有游离脂肪酸从脂肪库中动员出来，使血中三酰甘油及游离脂肪酸浓度增高；另外，2型糖尿病人进食过多，运动少，促使体内脂类合成增多，这也是造成血脂增高的原因。

（2）**糖尿病人合并高血脂很常见，为什么？**

在糖尿病患者中，出现血脂高的情况很常见，我们在临床上看到很多糖尿病病人的化验单上血脂增高，一般为普通人的2～3倍。

这是为什么呢？

我们知道糖尿病的产生是跟胰岛素抵抗有关，而胰岛素是控制营养物质吸收利用的主要激素，对糖、蛋白质、脂肪及水盐代谢有重要作用。胰岛素能够抑制脂肪细胞内激素敏感脂酶，但可激活脂蛋白脂酶（LPL）的活性，导致血脂异常。

（3）糖尿病合并高血脂危害极大：糖尿病合并高血脂会产生很多危害，包括视网膜病变、动脉粥样硬化、冠心病等心血管疾病，卒中、肾损害等，是加速或直接导致患者最终死亡的主要因素。

糖尿病合并高血脂致血液黏稠度增高，易引起心脑血管疾病，而发生最多的当属心肌梗死。如果说糖尿病是一只"狼"，那高血脂就是"狈"，它们"狼狈为奸"，共同导致了心脑血管事件发生率的增高。

（4）糖尿病人合并高脂血症的化验单表现：分辨高脂血症时，如果从看化验单入手的话，我们常可见到三酰甘油（TG）增高、总胆固醇（CHOL）增高、高密度胆固醇（HDL-C）降低、低密度胆固醇（LDL-C）增高。当然，对于糖尿病病人来说，将血脂控制到比正常范围更低一些是最理想的。

糖尿病病人最常见的血脂异常表现为三酰甘油升高、低密度脂蛋白胆固醇（LDL-C）增高和高密度脂蛋白胆固醇（HDL-C）降低。

①三酰甘油升高

三酰甘油受很多外界因素影响，血糖、饮食以及生活方式等各种因素都有可能导致三酰甘油的升高。比如说如果血糖升高，三酰甘油可能也会随着升高；如果头晚吃了一盘烧鹅，第二天早上去抽血化验，可能血脂就高了；有些患友可能打了一个通宵麻将，睡眠不足，由此也引起血脂升高。

三酰甘油升高有可能导致黄色瘤，最重要的危害是诱发急性胰腺炎，该病的危险性很大，死亡率较高。所以我们建议，当三酰甘油高于 4.5 mmol/L 时，则需要用降三酰甘油药物治疗。

②高密度脂蛋白胆固醇降低

高密度脂蛋白胆固醇被称为"好的胆固醇"，它可以将"坏的胆固醇"带出血管，从而降低冠心病的发生，减少死亡率。而高密度脂蛋白胆固醇降低将导致心血管事件的发生率增加。

③低密度脂蛋白胆固醇升高

低密度脂蛋白胆固醇可以说是一个健康"杀手"，它的水平过高导致动脉粥样硬化，使人体处于易患冠心病的危险之中。在临床上，治疗糖尿病合并高血脂的患者，这一项尤其重要，我们要求一定要达标。对于糖尿病病人：当低密度脂

蛋白胆固醇 ≥ 2.6 mmol/L 时，则应该用降脂药物治疗；不管有没有症状，都要将其降低到 2.6 mmol/L 以下；否则，患心血管疾病和卒中的危险性将会升高。

（5）糖尿病病人血脂高了该怎么办？

糖尿病合并血脂异常非常常见，其引起的危害也非常大，但糖尿病病人合并高血脂是可治可防的。

（6）糖尿病病人预防高血脂的方法

①控制饮食

控制胆固醇的摄入量和脂肪的进食量：肥肉、烧鹅、油炸类等油腻性的食物，以及动物油、蛋黄、动物脑髓、内脏尽量少吃；食用油摄入每天不超过 20g，而且应选择植物油，尽量避免动物油。

以清淡饮食为主：蔬菜水果宜多吃，糖分比较高的水果少吃，多吃豆类制品及维生素（有促进脂质代谢的功能）。

甜食：尽量不要进食糖类及甜点。

适量饮食：严禁暴饮暴食，米饭、粉面等保证基本能量的食物一定要吃。

②改善生活方式

减肥：力求保持理想体重。

戒烟：吸烟者最好戒烟，避免吸入二手烟。

限酒：可以适量地喝一些红酒。

运动：宜适量运动。

压力：紧张是由人体在精神及肉体两方面对外界事物反应过大造成的。压力过大的，应懂得松弛身心。

适量饮茶：茶叶有增强血管壁柔韧性、弹性和渗透能力的功能，可以促进血液循环、预防脑血栓形成，但不宜饮浓茶。

③药物治疗

有高血压的患者要定期检查，积极治疗高血压。

有糖尿病的要积极治疗糖尿病，将血糖控制到理想范围。

血脂异常的药物治疗目标不仅是降脂，同时可以稳定斑块，降低心血管病的发生率和死亡率。控制血脂的药物有他汀类药物，如立普妥、辛伐他汀（舒降之）、普伐他汀（普拉固）、来适可等，贝特类药物如力平之、力必菲等，其他药物如易适纯等。

a. 药物的选择：医生会根据病人的具体情况选择药物，而病人则应该按照医生的指示吃药，这样依从性会好，治疗效果也会好。调脂治疗的首要目标是降低 LDL-C，首选他汀类调脂药物，使糖尿病患者的 LDL-C 控制在 2.6 mmol/L 以内。

b. 服药注意事项：

- 吃药要注意时间，比如说他汀类药物晚上吃效果最好，而且要按时服药；
- 吃药期间还是需要适量运动，控制饮食，不能说有了药物其他方面就毫无顾忌；
- 定时复查血脂、肝肾功能，一般来讲，应三个月复查一次；
- 服药期间出现发烧或明显的肌肉酸痛，应及时去看医生；
- 换药、减药都应该严格遵从医嘱。

糖尿病治疗是综合性治疗

现代糖尿病治疗的一个最显著特点是强调综合治疗和治疗全面达标。所谓的达标，就是要将高血糖、高血脂和高血压都严格地控制好，尽可能控制在理想范围内。

- 控制高血糖：对于年纪比较大的病人，空腹血糖至少要降到 7.0 mmol/L 以内，餐后血糖要降到 10.0 mmol/L 以内；年纪较轻的患者则应降到更低的范围内。
- 降低血脂：最主要的低密度脂蛋白应降低到 2.6 mmol/L 以内；
- 降血压：75 岁以上的患者不能降得太低，一般不超过 150/90 mmHg 就行；75 岁以下的则应至少降至 140/90 mmHg 以下；如果合并有糖尿病肾病，表现为大量的蛋白尿（由于肾小球滤过膜的滤过作用和肾小管的重吸收作用），血压则应降至更低，以不超过 125/75 mmHg 为宜。
- 控制体重：对于超重和肥胖患者，还需要减轻体重。

◆ 5 高脂血症日常护理

（1）高血脂患者饮食宜忌

①控制肉类进食量和用油量。

②均衡饮食。每天食谱应包括四大类食物：奶类或奶制品，鱼、肉、家禽及豆类，五谷类，蔬菜及水果。

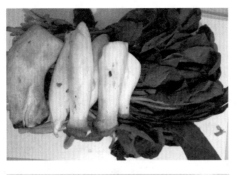
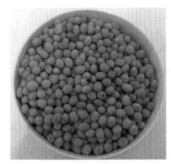
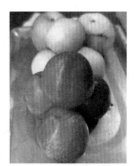
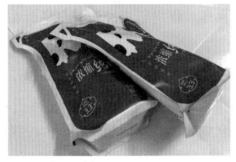
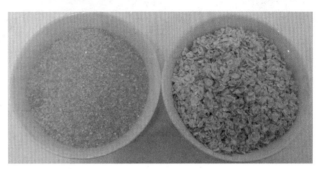

③减少进食高脂肪及高胆固醇食物，如肥肉、动物内脏和脑、蛋黄、贝壳类、鱿鱼、墨鱼等。

④少食糖分高的食物，如糖果、甜饼、甜点心、雪糕、汽水等。

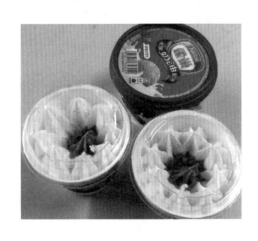
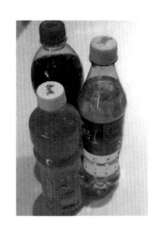

⑤饮食宜清淡，少吃太咸的食物，如咸鱼、咸肉、咸酸菜、咸话梅等。

⑥戒酒或减少饮酒次数（饮酒量）。吸烟及大量酗酒可使血管发生痉挛，使血管通透性增加，血脂易在动脉壁形成粥样硬化，同时使血中低密度脂蛋白浓度增高，易引起高血脂。

⑦保持正常体重，食量与体力活动相适应，肥胖者应减肥。

⑧可多食有降压、降脂、降胆固醇的食物如菌类、海带、紫菜、芹菜、蒜苗、

赤小豆等。

⑨多吃降血脂七大果蔬

a.香菇：香菇中所含的纤维素能促进胃肠蠕动，防止便秘，减少肠道对胆固醇的吸收。

b.番薯：适量食用，可预防动脉粥样硬化，使皮下脂肪减少，避免出现过度肥胖。

c.山楂：具有扩张血管、改善微循环、降低血压、促进胆固醇排泄而降低血脂的作用。

d.苹果：苹果中所含的类黄酮是一种天然抗氧化剂，通过抑制低密度脂蛋白氧化而发挥抗动脉粥样硬化的作用。建议一天吃一个苹果。

e.黄瓜：黄瓜所含的纤维素能促进肠道排出食物残渣，从而减少胆固醇的吸收。黄瓜中还含有一种叫"丙醇二酸"的物质，可以抑制体内糖类转变成脂肪，有减肥和调整脂质代谢的功效。

f.茄子：紫茄中含有较多的维生素P，能增强细胞黏着性，提高微血管弹性。

g.绿豆：动物实验证明，绿豆能有效降低血清胆固醇、三酰甘油和低密度脂蛋白，明显减轻冠状动脉粥样硬化病变。

（2）高血脂患者生活技巧

①**枕头不宜过高**：血脂过高时，血液流动比正常人慢，睡眠时更慢，如果再睡高枕，那么血液流向头部的速度就会减慢，流量也会减少，就容易发生缺血性脑中风，也就是常说的脑梗死。

②**不宜吃得太饱**：饭后胃肠蠕动增强，血液流向胃肠部，此时，流向头部、心脏的血液减少，对高血脂患者来说，这样也会增加诱发脑梗死、冠心病的危险。

③**不宜加盖厚重棉被**：将厚重棉被压盖人体，不仅影响呼吸，而且会使全身血液运行受阻，容易导致脑血流障碍和缺氧，从而使颅压增高，诱发脑卒中。

④**不宜服用大量安眠药及降压药**：这些药物均在不同程度上减慢睡眠时的血液流速，并使血液黏稠度相对增加。高血压患者夜间血压较白天低，也不宜睡前服药。

⑤**减轻精神压力**：精神过度紧张和情绪变化可使血中胆固醇增加，血压上升，使血管处于收缩痉挛状态，脂质易在血管壁内沉积。

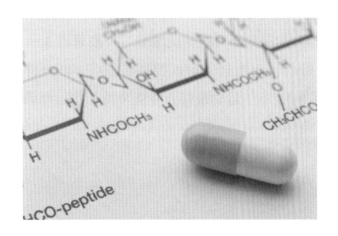

（3）高血脂患者运动原则

①**选择合适的运动项目**：根据自身情况，选择长距离步行或远足、慢跑、骑自行车、体操、太极拳、气功、游泳、爬山、乒乓球、羽毛球、网球、迪斯科健身操及健身器等。

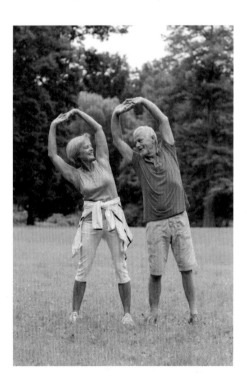

②**掌握运动强度**：运动时心率为本人最高心率的60%～70%，相当于50%～60%的最大摄氧量。一般人40岁时心率控制在140次/分、50岁130次/分、60岁以上120次/分以内为宜。

③适当的运动频率：中老年人，特别是老年人由于机体代谢水平降低，疲劳后恢复时间延长，因此运动频率可视情况增减，一般每周 3 ～ 4 次为宜。

④合适的运动时间：每次运动时间控制在 30 ～ 40 分钟，不适宜清晨运动（容易引起脑血管意外），下午运动最好，并应坚持长年运动锻炼。

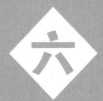 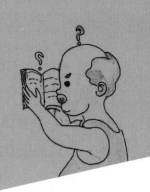

六 脂肪肝

1 什么是脂肪肝

由于各种原因引起的肝细胞内脂肪堆积过多就称为脂肪肝。在显微镜下，脂肪肝患者的肝细胞就犹如一个吃撑了的胖子，外形圆滚滚，进一步发展可出现肝硬化，甚至肝癌。

2 脂肪肝的病因及分类

导致脂肪肝的因素是很多的，大家平时提到的"脂肪肝"根据其是否与过量饮酒有关，分为酒精性脂肪肝和非酒精性脂肪肝（这两者在我们的化验结果以及腹部 B 超检查的表现上非常相似，所以具体的诊断结果要由医生来判断）。

（1）酒精性脂肪肝：很显然是饮食及饮酒的双重作用，至于喝多少酒算过量，这就因人而异了。我们经常碰到一些患者，他们饮酒量差不多，但是一些人的肝安然无恙，另一些人却严重到了肝硬化的地步，这是因为不同人的酒精代谢能力差异很大。这里也可以给大家提供一个可参考的每日饮酒量的上限。医生诊断酒精性肝病的一个标准是男同胞们每日饮酒精量超过 40 克，女同胞们每日饮酒精量超过 20 克，饮酒时间超过 5 年。这里说的酒精量指的是纯的酒精，如果折算成40多度的白酒，即男士每日的饮酒上限是2两左右，女士是1两左右。当然啦，最好还是不喝。

（2）**非酒精性脂肪肝**：危险因素很多，主要包括肥胖、高血脂、高血压、糖尿病、不良的饮食结构、生活方式等。这里要突出强调以下两点：

①肥胖症与非酒精性脂肪肝的关系最密切，过去我们国家脂肪肝的发病率很低，主要是因为当时没有现在这么多美食，而美食大多具有高油、高糖的特点，吃多了就要牺牲自己的身材了。

②脂肪肝往往不是"独行侠"，它有很多"好兄弟"，比如高血压、高血脂、糖尿病、痛风等，这些兄弟们有一个共同的"妈"，就是"代谢综合征"。"代谢综合征"的"妈"——这些兄弟们的"姥姥"就是"胰岛素抵抗"，通俗一点讲，就是我们人体对胰岛素敏感性下降。

脂肪肝是一系列代谢综合征的独立危险因素

```
        肝硬化
高血压              冠心病

高脂血症    胰岛素抵抗    糖尿病
            脂肪肝

高黏滞血症              高血压

高尿酸血症                高胰岛素血症
        中心性肥胖
```

③ 脂肪肝的表现

大部分人比较关心的问题是我们如何早期发现脂肪肝呢？

轻度脂肪肝症状轻微，仅仅表现为轻度疲乏无力、没胃口，或右上腹部有轻微的饱胀感，甚至可以没有任何症状，所以脂肪肝病人大多在体检时偶然发现。

严重的脂肪肝可有食欲缺乏、疲倦乏力、恶心、呕吐、体重减轻、肝区或右上腹隐痛等，少数病人可有肝脾大和肝掌，严重时可出现腹水和下肢水肿、电解质紊乱如低钠、低钾血症等。

但总的来讲，上述表现都缺乏特异性，要明确诊断还须到医院就诊。医生的建议通常是每 1～2 年进行一次常规的肝功能、B 超等检查。

④ 哪些人容易得脂肪肝

（1）经常大量饮酒且应酬较多的人。

（2）以车代步，平时运动较少的人。

（3）喜欢吃高热量、高糖、高脂肪类食物的人，结果是脂肪在肝大量堆积，所以，体重指数大的人更容易得脂肪肝。

（4）**经常性熬夜**：长期熬夜等于慢性自杀，晚上 11 时以后是肝排毒时期，若得不到充分休息，会引起肝血流相对不足，已受损的肝细胞难以修复并加剧恶化。

（5）**追求快速减肥，盲目节食**：很多人都非常了解肥胖、酗酒等会引起脂肪肝，禁食、过分节食也会引起脂肪肝却鲜为人知。因为这些快速减轻体重的措施会使得短期内脂肪大量分解，损伤肝细胞，导致脂肪肝。从已知的研究来看，一般通过纯节食减肥或药物减肥一个月体重下降 10% 或以上者，得脂肪肝的可能性就非常大，而且一旦停止减肥，体重反弹也会非常快。

⑤ 脂肪肝的危害

作为一名医生，笔者经常听到很多人说脂肪肝不是病或者就是一个小毛病，根本不需要治疗，少吃点、多运动就行了，那究竟是不是这样呢？脂肪肝带给我们的危害又是什么呢？具体来说有以下五大危害。

（1）脂肪肝可以诱发高血压、动脉硬化。

（2）脂肪肝诱发或加重糖尿病，大约 50% 的糖尿病患者中合并有脂肪肝，可见脂肪肝与糖尿病是一对难兄难弟。

（3）脂肪肝导致肝硬化、肝癌。

（4）脂肪肝增加肠癌的风险，这是为什么呢？专家指出，严重的大肠息肉是大肠癌的癌前病变，而饮食中脂肪类成分超过40%是导致大肠息肉产生的一个重要因素。

（5）脂肪肝降低人体免疫力与解毒功能，所以脂肪肝患者由于免疫功能降低，抵抗力差，更容易被感染。

6 脂肪肝的早期应对措施

脂肪肝有如此多的危害，我们应该怎样防治呢？脂肪肝的治疗分为非药物治疗和药物治疗，具体如下。

（1）非药物治疗主要是降低体重、减小腰围，这也是我们要达到的根本目标。

①纠正不良的生活方式和行为：

减少热量摄入，这里的热量主要指的是我们吃的主食，正常体重的人每日主食的摄入量要求控制在7两以内，对于肥胖、平时进食量较大的人，通常要求每日至少减少2～4两主食。

改变饮食结构：

a. 烹调尽量少用油（最好使用橄榄油、葵花子油、豆油、芝麻油、菜子油等植物油，忌用动物油）。

b. 忌食煎炸食品，多用蒸、煮、炖、汆、熬、拌等烹调法。

c. 禁用甜食（如巧克力等），多食新鲜绿叶菜、多种颜色的蔬菜和适量海产品及蔬果（海带、海白菜以及两餐中间补充1～2个水果，吃水果后要减少主食量，如吃1个大苹果就得减少主食0.5～1两），保证充分的微量元素和维生素的摄入。

d. 宜适量少吃土豆、芋头、山药、白薯、宽粉、凉粉，必要时与主食调换着吃。

e. 盐的摄入量不宜多（5克/天）；调味品可用于调味，但不宜多用。

f. 适当吃各种白肉、豆制品，鸡、鸭、鱼、兔肉比瘦猪肉、牛肉更好。

g.在减重过程中，病人经常饥饿难受，应尽量选食体积大、热量低的蔬菜（西红柿、黄瓜）、木瓜、粗粮、海带等混食，烹调时不可把食物切得太细、煮得太烂，如煮鸡蛋比蛋羹、蛋汤在胃中停留时间长，可增加饱腹感，注意晚餐不宜过饱，睡前不加餐，细嚼慢咽，按自己体重计算热卡进餐，吃八分饱。

h.多做有氧运动，有出汗和强度要求，日常家务"活动"不能理解为运动，其他比如慢跑、游泳、登山等，要求每周至少锻炼4次以上，累计锻炼时间要求达到150分钟以上。有些患者问，缓慢散步可不可以，笔者说要是一步三摇地散步，效果可能不好。但是对于有基础心肺疾病、高血压患者或老年人，还是要特别注意运动的强度。一般来说，以自己不觉得疲劳为限度。

②**定期到医院复查各项指标，具体如下。**

a.肝功能正常：定期检测肝功能、血脂、肝B超；

b.肝功能异常：在上述监测基础上、调整肝功能指标至正常后逐渐减量；

c.肝纤维化（肝损害）：在 b. 的基础上加用抗纤维化治疗；

d.肝硬化：在 c. 的基础上监测甲胎蛋白的变化；

e.合并其他器官并发症：同时控制心脑血管、内分泌系统并发症。

当然，每个脂肪肝患者到底应该检查或者复查哪些项目应听从医生的安排，需要长期治疗及随诊的患者更应该遵从医嘱，以便更好地观察病情变化及治疗效果。

（2）药物治疗：药物治疗对脂肪肝来说不是根本的治疗措施，而是辅助性治疗措施，通常运用于以下的几种情况。

①单纯性脂肪肝。一般不采用药物进行治疗，主要通过调整生活方式来达到治疗目的；

②出现转氨酶显著升高等明显肝损害的表现时，可以采用保肝、降酶药物进行治疗（多烯磷脂酰胆碱、水飞蓟素、甘草酸制剂、双环醇、还原性谷胱甘肽等）。**需要强调的是这类药物使用同样要听从医生的指导，并且要在调整生活方式的基础上进行。**

③对于合并有高脂血症、高血压、糖尿病等的患者，服用胰岛素增敏药（比如二甲双胍、罗格列酮等）、他汀类等药物（阿托伐他汀、辛伐他丁等），可能对改善脂肪肝有一定的帮助。

7 糖尿病与脂肪肝

糖尿病可引起全身多个脏器损害，各种肝病在糖尿病中有较高的发病率，糖尿病本身可出现非特异性肝功能损害，在治疗中也可引起肝功能损害。糖尿病相关的慢性肝病主要为非酒精性脂肪肝、肝硬化、急性肝衰竭、肝癌，其中肝硬化是糖尿病患者的重要死因，而糖尿病是发生肝细胞性肝癌的一个危险因素。

（1）4%～46% 的非酒精性脂肪肝患者合并有糖尿病。

（2）50%～60% 的糖尿病患者有非酒精性脂肪肝。

（3）30%～70% 的糖尿病患者可有无症状的肝大和轻度肝酶异常。

8 关于脂肪肝的常见误区总结

最后，我们再给大家总结几个在脂肪肝的认识方面存在的常见误区。

 脂肪肝是小毛病，不用管，对么？

答：很多人都认为脂肪肝不像病毒性肝炎等其他肝病那么厉害，不用大惊小怪。但是通过前面的介绍，我们了解到这种观念是非常片面和有害的。脂肪肝可以进展为肝硬化，而一旦发展为肝硬化，就不可逆转了。

 脂肪肝是一个孤立的疾病，对么？

答：事实上，脂肪肝往往与糖尿病、高血压、高血脂、痛风等代谢性疾病相伴而行。如果一位朋友患了脂肪肝，就要排查一下有没有合并其他一些情况，如果有就要采取措施，及时干预。

 脂肪肝通过药物治疗就可以了，不需要其他的措施，对么？

答：一部分患者朋友比较迷信药物，或者是他们根据其他疾病的治疗经验，认为脂肪肝只要吃药就行了，或者一些经济条件比较好的朋友认为一些价格昂贵的补品，比如深海鱼油等对脂肪肝有奇效。这些观点也是不对的，无论什么情况都要牢记一条：降低体重、调整不良生活方式才是治疗脂肪肝的根本。

 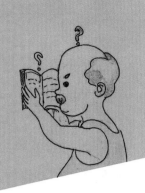

七 高尿酸血症和痛风

1 高尿酸血症和痛风均是嘌呤代谢障碍性疾病

高尿酸血症是指血尿酸浓度超过正常范围的上限。

痛风指尿酸结晶沉积到软组织所致急性或慢性病变，其主要临床表现是反复发作的关节炎和（或）肾病变。

	正常值范围 [μmol/L（mg/dl）]	高尿酸血症 [μmol/L（mg/dl）]
男性	150～380（2.4～6.4）	＞420（7.0）
女性更年期前	100～300（1.6～5.0）	＞350（6.0）
更年期后	同男性	同男性

注：5%～12%的高尿酸血症患者最终发展成为痛风

2 高尿酸血症和痛风诱发因素

人群因素：年龄增加、男性、肥胖、有遗传因素、受教育程度高、静坐的生活方式和社会地位高的人群易发。

饮食因素：过度进食高嘌呤食物如肉类、海鲜、动物内脏、浓的肉汤等，饮酒（尤其是啤酒）以及体育锻炼均可使血尿酸增加。

药物因素：某些药物长时间应用可导致血尿酸增高，如小剂量阿司匹林、袢利尿药和噻嗪类利尿药、胰岛素、糖皮质激素、钙离子拮抗药和 β 受体阻滞药等都阻止尿酸排泄。

疾病因素：多与促发高尿酸血症的合并症有关，如高血压、高血脂、动脉硬化、冠心病、2 型糖尿病、代谢综合征、慢性肾功能不全（CKD）。

③ 高尿酸血症和痛风的临床表现

本病可发生于任何年龄，高峰年龄为 40 岁左右。男性多见，女性只占 5%，且多为绝经后妇女。约 50% 有遗传史。多见于肥胖和脑力劳动者。在关节炎中，痛风性关节炎占 5%。

④ 高尿酸血症和痛风诊断的金标准

偏振光显微镜下关节滑液或痛风石抽吸物中发现特异性尿酸盐结晶体，是确诊痛风的金标准。

⑤ 辅助检查

血：尿酸、相关血脂、血糖　　　　尿：尿酸、pH

关节液：鉴别晶体、炎性　　　　组织学检查：尿酸盐结晶

关节液检测：　量：增多；外观：白色；细胞数：增多

偏振光显微镜下可观察到结晶——被白细胞吞噬或游离、针状、负性双折光。

X 线检查：①早期正常；②软组织肿胀；③关节软骨边缘破坏；④骨质凿蚀样缺损；⑤骨髓内痛风石沉积。

❻ 痛风可分为四个阶段，即无症状期、急性关节炎期、间歇期、慢性期

（1）**无症状期**：只表现为高尿酸血症而无任何症状。由无症状的高尿酸血症发展至痛风一般经历数年至数十年，也可终身不发生痛风。

高尿酸血症进展为痛风的机制不明确，但通常与血尿酸水平和持续时间相关。

（2）**急性关节炎期**：以春季较为常见，秋季较少。

促发因素：85%的病人有促发因素，如饮食过度、局部外伤、体力或脑力劳动过度、过度激动、感染、手术或药物。

前驱症状：70%的病人有前驱症状，如局部不适感、头痛、失眠、易怒、疲劳、消化道症状、下肢静脉曲张、肾绞痛。

（3）**间歇期**：两次发作之间的静止期大多数患者反复发作，少数只发作一次，间隔时间为0.5～1年，少数长达5～10年；未用抗尿酸药物者，发作次数渐趋频繁。

（4）**慢性期**：早期表现为间歇性蛋白尿，以后渐渐进展为持续性蛋白尿、肾浓缩功能受损，晚期出现慢性肾功能不全。少数病人关节炎症状不明显，而以痛风性肾病为主要表现。

❼ 治疗建议

（1）**一般治疗**：牢记十二字原则"管住嘴、减体重、多饮水、勤运动"。

①**保持理想体重**。痛风常并发糖尿病、冠心病、高血压及高脂血症，一般认为痛风与其无直接的因果关系，肥胖则是它们的共同因素。降低体重常可使痛风、糖尿病、高血压及高脂血症都得到控制，但降低体重应循序渐进。

②**合理的饮食调理**。能减少食物性的尿酸来源，并促进尿酸排出体外，可防

止饮食不当诱发急性痛风。食物中嘌呤含量表如下。

高嘌呤（每 100 g 食物含嘌呤 100～1000 mg）	中嘌呤（每 100 g 食物含嘌呤 75～100 mg）	较少嘌呤（每 100 g 食物含嘌呤 < 75 mg）	很少嘌呤
动物内脏	鲤鱼、鳝鱼	龙虾、蟹、牡蛎	蛋、乳类：鲜奶、炼乳、奶酪、酸奶
肉馅、肉汁、肉汤	贝壳类	麦片、面包、粗粮	大米、馒头、苏打饼干、玉米面
鱼卵、小虾、沙丁鱼	兔肉	四季豆、青豆、豌豆、菠菜	白菜、胡萝卜、芹菜、黄瓜、茄子、南瓜、番茄
啤酒	鸭、鸽子、野鸡、火鸡	蘑菇	各种水果
鹅	熏火腿、猪肉、牛肉	干豆类、豆腐	饮料：茶、咖啡、巧克力

a. 碳水化合物可以促进尿酸排出，每餐应以馒头、面条、玉米为主，以利于尿酸排出。

b. 蛋白质的摄入可按理想体重 0.8～1.0 g/kg 计算，以牛奶鸡蛋为主，肉禽煮汤后有 50% 的嘌呤可溶于汤内，所以病人可以吃少量煮过的肉类，但不要吃嘌呤含量较高的鸡汤、肉汤。适当限制脂肪，因脂肪可减少尿酸排出。

c. 少吃火锅。涮一次火锅比一顿正餐摄入的嘌呤高 10 倍，甚至数十倍。

d. 一旦诊断为痛风病，肉、鱼、海鲜都在限食之列。特别是豆制品，因为它的嘌呤含量很高。辛辣、刺激的食物也不宜多吃。应禁酒，一瓶啤酒可使血尿酸升高一倍。高血压病人患痛风可能性会增加 10 倍。痛风与糖尿病一样是终身疾病。

e. 大量饮水。每日饮水 2000～3000 ml，促进尿酸排出。尽量均匀饮水，每小时一杯。

f. 限盐，每日 2～5 克。

g. 避免过度劳累、紧张、湿冷，穿鞋要舒适。

h.痛风病人应尽量选择嘌呤含量低的食物。

（2）药物治疗：

①**急性期治疗**：包括秋水仙碱、解热镇痛药、糖皮质激素；急性期不宜用降尿酸药物。

②**间歇期和慢性期的治疗**

碱化尿液：口服碳酸氢钠 0.5～1.0 g，一天三次。

抑制尿酸合成：口服别嘌醇、每日 200～300 mg，分 2～3 次服。

加速尿酸排出：可用苯溴马隆（立加利仙）、丙磺舒、磺吡酮等。

（3）预后：高尿酸血症与痛风是一种终身性疾病，无肾功能损害及关节畸形者，经有效治疗可维持正常的生活和工作。急性关节炎和关节畸形会严重影响患者生活质量，若有肾功能损害则预后不良。

⑧ 糖尿病合并高尿酸血症、痛风

（1）**糖尿病合并高尿酸血症、痛风是怎么回事呢？**

糖尿病患者中，合并痛风者占 0.1%～9%，合并高尿酸血症者占 2%～50%。

糖尿病与高尿酸血症、痛风都是体内代谢异常所引起的疾病，三者有共同的发病基础。营养过剩是其发病因素之一，发病基础均可由胰岛素抵抗引起。因此，饮食条件优越者易患此病。有人认为肥胖、高尿酸血症和糖尿病是三联征，肥胖可诱发高尿酸血症和高血糖。

糖尿病患者因长期高血糖使得脂肪、蛋白质、水和电解质代谢发生紊乱，包括嘌呤（蛋白质的中间代谢）代谢也出现障碍，导致尿酸升高，因此糖尿病患者较非糖尿病患者更易出现高尿酸血症。糖尿病患者血尿酸水平升高的原因可能是：①糖尿病患者体内黄嘌呤转变为尿酸增多；② 2 型糖尿病患者常伴有肾血流量减少，使肾小球缺氧，乳酸生成增加，与尿酸竞争性排泄，致尿酸排泄减少；③高胰岛素血症：胰岛素能促进肾对尿酸的重吸收，致使血尿酸增加。一般情况下，血糖值越高，尿酸值也会比较高。

长期高尿酸血症可破坏胰腺 B 细胞功能而诱发糖尿病，且有研究证实，长期高尿酸血症与糖耐量异常和糖尿病发病具有因果关系。

综上所述，虽然糖尿病、高尿酸血症、痛风临床表现不同，却有共同的发病基础，并互相关联，互为因果，互相影响。因此治疗中应注意互相兼顾，综合治疗。

（2）糖尿病合并高尿酸血症者更应警惕慢性肾衰：对于糖尿病合并高尿酸血症，很多病人没有足够重视，不注意控制饮食和应用降尿酸药物，一旦发生肾衰竭仍把罪魁祸首归结于糖尿病，实际上高尿酸血症对肾功能的危害较糖尿病有过之而无不及，究其原因，如果尿酸沉积在肾，对肾组织造成炎症和破坏称为痛风性肾病。临床上可出现少量蛋白尿、镜下或肉眼血尿、水肿、中度高血压等。高尿酸血症引起肾损害相当常见，尿酸引起的肾损害可表现为三种类型，即慢性尿酸性肾病、尿酸性肾石病和急性尿酸性肾病，三者可互有重叠。在显微镜下观察，100%的痛风患者都有慢性肾损害，这主要是由尿酸盐结晶沉积于肾组织以及尿酸盐结晶阻塞肾小管所致。过多的尿酸结晶阻塞肾小管，可导致急性肾衰竭，因此我们要使尿酸、血糖同时降低，双管齐下。

（3）糖尿病合并高尿酸血症防治策略：高尿酸血症与糖尿病及其并发症密切相关，相互影响，且与肥胖、高血压、血脂异常等具有共同发病基础，是当今威胁人类健康的代谢综合征。对糖尿病合并高尿酸血症的治疗，应根据患者尿酸水平、临床症状、合并症等情况，采取不同的治疗策略。

①治疗原则

a.避免使用升高血尿酸的药物和进食高嘌呤食物；

b.多饮水，碱化尿液（尿pH维持在6.5左右），以促进尿酸排泄；

c.积极控制体重、血糖、血压，纠正脂代谢紊乱，增强胰岛素敏感性，减轻高胰岛素血症；

d.合理选择药物，纠正高尿酸血症，防止痛风发作。

②饮食治疗

高尿酸血症治疗的基础是把住饮食关，目的在于使嘌呤的摄入量尽量降低，并增加促进嘌呤排泄的食物，以减少血尿酸的堆积。

a.肉汤、骨髓、脑髓、动物内脏、贝壳类食物、鱼及菠菜、豆类、红萝卜、蘑菇等嘌呤碱含量均较高，少食为好。吃鱼、肉时，可将鱼、肉煮熟，吃其肉而不喝汤，因为嘌呤是鱼汤、肉汤、火锅汤、菌类汤中味道鲜美的来源；或是在烹调肉和鸡时，先用水焯一下捞出，肉中的嘌呤可部分排出，因而降低了肉食中的嘌呤含量。尽量避免吃炖肉或卤肉。豆类也应该少吃。

b.碳水化合物可促进尿酸排出，但是糖尿病患者选择富含碳水化合物的食物时应该控制总量。因此，对含嘌呤较多的粗粮如麦麸等，不宜过多食用，其他的主食选择同糖尿病患者一样。为了延缓吸收，避免血糖上升过快，可以增加薯类食品摄入，如南瓜、芋头、山药、藕粉等，代替部分主食。

c.牛奶、鸡蛋、海参、海蜇皮、猪皮冻含嘌呤较少，可以适量增加一些，作为蛋白质的补充剂。

d.少吃脂肪。因脂肪可减少尿酸排出，少吃有助于保持正常体重。但是减肥的速度应以不发生酮症为度，因为酮体会在肾与尿酸竞争排出。动物油、肥肉、油炸食品、奶油类食品都属于此类。

e.尿酸在碱性环境中容易溶解，可多食一些含维生素 B_1 和维生素 C 较高的食物及含钾多、含钠少的碱性食物，因为维生素 B_1 和维生素 C 能促使组织内的尿酸盐溶解，如番茄、西兰花、西芹等富含钾的蔬菜。钾可减少尿酸沉淀，有助于将尿酸排出体外。戒酸性食物，如咖啡、煎炸食物、高脂食物。酸碱不平衡会影响身体功能，加重肝肾负担。

f.大量喝水，每日应该喝水 2000～3000 毫升。通过增加尿量来帮助肾排出尿酸，同时减轻尿酸对肾的损害。

g.禁止饮酒，因酒能使血乳酸增加，对肾小管排泄尿酸有抑制作用。其他刺激性食物如葱、姜、蒜、辣椒等辛辣调味品以及浓茶、咖啡、醋等，对神经系统亦有刺激作用，均应少食，以减轻机体的敏感性。

h.中医学认为，固肾的食物有助于排泄尿酸，平日可按"六味地黄"（熟地黄、山茱萸、山药、泽泻、牡丹皮、茯苓）配方煎水饮用，有滋阴补肾的功效。

③降糖与降尿酸治疗

a.对糖尿病采取个体化治疗：在饮食疗法和适当运动的基础上，进行个体化治疗，避免发生低血糖。

b.糖尿病高尿酸血症的降尿酸治疗：降尿酸治疗的目标是将尿酸控制在一定范围，预防尿酸盐沉积，避免肾损害和痛风性关节炎。降尿酸的药物可分为两类：即抑制尿酸产生的药物和促进尿酸排泄的药物。别嘌醇是抑制血尿酸产生的药，适用于尿酸产生过多，有肾结石病史或肾功能损害的高尿酸血症患者。苯溴马隆、丙磺舒等是促进尿酸排泄药，目前临床常用的是立加利仙和痛风利仙，适用于尿酸排泄减少的患者。

④**高危因素干预**

糖尿病高尿酸血症患者常常伴有高血压、肥胖与脂代谢紊乱，在降低血尿酸的同时，应注意综合治疗，改善其他代谢紊乱。

 骨 质 疏 松

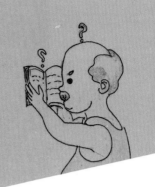

1 什么是骨质疏松

骨质疏松是一种以骨量低下和骨组织微结构破坏为特征，导致骨质脆性增加和易于骨折的全身性骨代谢性疾病。老年人发病常见，但现在较多的年轻人因为怕晒、久坐，活动较少、不良的饮食习惯等都会造成骨质疏松，各年龄段都有可能发病。

2 骨质疏松症的诊断标准（检查手段）

经常有患者朋友拿着自己的骨密度检查单子问笔者，怎么样能看出有没有骨质疏松？有没有缺钙？所以笔者列出骨质疏松症的诊断标准，供有兴趣的朋友们参考。以下是世界卫生组织根据骨密度报告中 T 值制定的诊断标准。

①正常：T 值＞－1。

②骨量减少：T 值在－1～－2.5；也不可掉以轻心，应在医生指导下采取有效的预防和治疗措施，提高骨量，防止骨量进一步减少而成为骨质疏松症。

③骨质疏松：T 值＜－2.5，应看医生，进行系统治疗，并且一定注意不能跌倒，否则就很可能发生骨折。

④**严重骨质疏松**：T值＜－2.5，同时伴有一个以上部位的骨折。

3 易感人群

（1）过度肥胖、绝经较早、绝经后或有卵巢疾病的妇女。

（2）女性65岁、男性70岁后又经常伴有骨痛的老年人。

（3）长期大量吸烟，喝浓茶、饮料、咖啡，酗酒的人。

（4）因微小损伤而引起骨折的成年人，有骨折家族史的人。

（5）身材消瘦、低体重的人。

（6）长期服用利尿药、抗凝血药、胃药、镇痛药及激素类药物的人。

（7）糖尿病患者更易出现骨质疏松，其中92.6%的50岁以上患者有不同程度的骨质疏松。

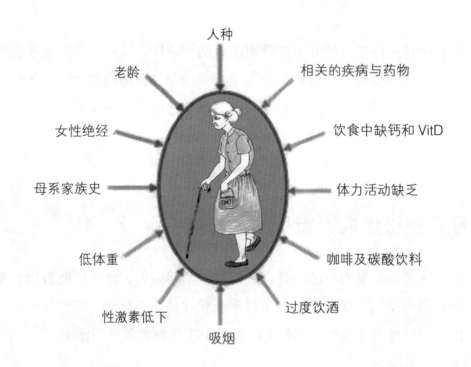

4 骨质疏松的危害

许多人在早期没有症状，随着病情发展会出现以下症状。

（1）疼痛：主要是腰背疼，甚至牵涉前胸、腹部，四肢骨骼疼痛、乏力，体位改变、劳累后加重，休息后可减轻，夜间或醒后症状重，日间轻，影响睡眠及工作。

（2）身高变矮、驼背、胸廓变形，一般身高缩短 4 cm 以上。

（3）稍有不慎就骨折：晒被子、拎电瓶时出现腰椎骨折；咳嗽几声出现胸椎骨折；散步时稍微不注意出现跟骨骨折；手撑地后出现腕骨骨折等。

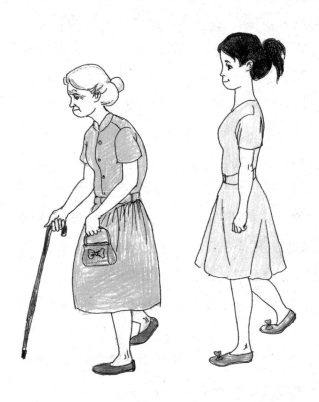

⑤ 怎样预防骨质疏松症

第一，戒烟、避免过度饮酒及饮用咖啡、浓茶，少吃深加工肉类（比如火腿肠、午餐肉、香肠等），不能吃得过咸，吃盐过多也会增加钙的流失，避免使用非甾体抗炎药（阿司匹林等）、糖皮质激素（泼尼松）等药物。

第二，多吃富含钙质和维生素 D 的食物：含维生素 D 的食物（比如牛奶、酸奶、奶酪、豆奶等，每天 1～2 袋）都可以提供钙质；动物肝及鱼肉类（如鲑鱼、金枪鱼、沙丁鱼等）富含维生素 D；深绿色蔬菜（油菜、胡萝卜、青椒、西红柿、西兰花、黄瓜、西芹等），豆制品类（豆腐、豆浆等），坚果类（花生、杏仁等）不仅可以提供钙质，还有助于钙质的吸收；钙片等补钙药物应在医生的指导下服用。

第三，常晒太阳，促进自身合成维生素 D。

第四，适当锻炼身体，可以通过行走、慢跑、打网球、打羽毛球等调动全身肌肉活动，强健骨骼；但是骨质疏松患者应避免进行瑜伽、普拉提、游泳及骑自行车等弯曲动作太多的运动。

第五，简单的平衡锻炼：垂直站在稳定性良好的椅子后面，双手扶住椅背，分别跷起脚后跟和脚尖各重复 10 次；每天做一组，熟练后可尽量不依靠椅子，但要注意避免跌倒，引发骨折。

第六，姿势锻炼：对于已经发生驼背的患者可以采取以下锻炼方式：坐在固定良好的椅子上，使脖子尽量直直地往后，保持下巴与地面垂直，平视前方；坚持 3～4 s，休息 1～2 s，如此重复 5 次，每天可做数次循环。

第七，防止摔跤：外出时最好穿防滑鞋；经常发生骨折的人可以使用髋部保护器，戴护腰；注意公共场所的防滑标志，选择摩擦力大的地方行走（石子路、盲道等）；外出购物时选择小推车；如果必要可以随身携带拐杖。在家时尽量将生活用品放在容易拿到的地方；保持地面干燥整洁，在厨房、厕所等地面放置防滑垫（特别是老年人）；晚上最好在房间里开一盏小灯，或者在床头放一个手电筒。

第八，特殊时期人群如孕产妇、婴幼儿、青少年、中老年人健康的饮食、合理均衡的营养、规律的运动可延缓骨质疏松的发生。

⑥ 糖尿病与骨质疏松

糖尿病患者更容易出现骨质疏松，其形成原因如下。

（1）钙、维生素 D 代谢和性激素异常：由于高血糖、渗透性利尿和肾血流动力学的改变，肾小管对钙、磷重吸收障碍，糖尿病病人尿钙排泄明显增加，此外，小肠对钙的主动转运功能也几乎完全消失。

（2）骨基质形成是骨矿化的重要步骤，胰岛素有促进骨细胞摄取氨基酸、加强蛋白质合成的作用，糖尿病不仅会影响胶原合成，而且高血糖对胶原的非酶促糖基化作用可以降低胶原力度，增加骨脆性。

（3）糖尿病患者限制饮食，蛋白质类食物摄入减少，钙摄入较正常人偏少。

❼ 骨质疏松的早期应对措施

骨质疏松被医学界称为"静悄悄的流行病"，之所以说它"静悄悄"，是因为骨质疏松症作为一种隐匿性病变，有骨痛症状者不足 60%，它的发展也比较慢，很容易被忽视。常常在发生骨折以后才引起注意，而且骨质疏松性骨折的治疗风险大、费用高，所以早期的诊断治疗更重要。

首先，预防为主，应重视基础治疗的有效性、安全性、可行性和经济性，如上述内容中提到的运动、饮牛奶、晒太阳，小心预防跌倒等。

其次，需要药物治疗，常用的三大类药是钙剂、维生素 D 和骨吸收抑制药，对于比较严重的病例，不应该忽略这三种药联合应用的必要性和安全性。钙剂提供骨形成的原料，维生素 D 促进肠道钙的吸收和抑制骨钙的流失，骨吸收抑制药能够抑制绝经后和老年性骨质疏松症过快的骨吸收速度。三者联合应用时作用相互协调，可比喻为"海陆空联合作战"，但是患者需要注意的是，不要以为钙剂很安全，可以随意自行买药、服药，任何药物都要在医生的指导下使用。

❽ 骨质疏松的日常护理

（1）增加营养，重视蛋白质、维生素（特别是维生素 D）和钙、磷的补充，多摄入富含钙质的食物，如可多食牛乳、骨头汤、豆制品、水果及新鲜蔬菜等。

（2）戒烟戒酒，避免饮过量的浓茶、浓咖啡及碳酸饮料。酒精中毒可致骨质疏松，吸烟过多能增加血液酸度，使骨质溶解。

（3）适合的个体化运动，去除跌倒的风险因素。进行适当的体育锻炼，如散步、走路、太极拳、健身操、小跑步、轻跳步或原地轻跳以及游泳等，但不宜剧烈运动。

（4）**接受日光浴**：多到户外活动，进行适量日光浴，以增加维生素 D 的生成，防寒保暖。

（5）**不滥用药物**：慎用激素类药物，某些药物对骨代谢有不良影响，因此用药时要权衡利弊。

（6）**避免发生骨折**：户外活动、外出、夜间起床应倍加小心，减少和避免受伤，以免引起骨折。一旦发生骨折，需要立即卧床休息，并用夹板或支架妥善固定，及时送往医院医治。

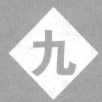 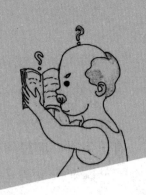

九 甲状腺疾病

① 什么是甲状腺

甲状腺是人体最大的内分泌腺，是位于脖子中间的一个蝴蝶形器官，吞咽时可随喉部上下移动。

甲状腺激素的生理功能主要为：

（1）促进新陈代谢。

（2）促进生长发育，尤其是婴儿期，此时缺乏甲状腺激素则会患呆小症。

（3）提高中枢神经系统的兴奋性。

② 什么是甲状腺疾病

（1）**甲状腺功能亢进**：当出现怕热、多汗、食欲亢进、消瘦等症状时，应该想到是否有甲状腺功能亢进的可能。

（2）**甲状腺功能减退**：当发现有怕冷、水肿、体重增加、食欲减退等症状时，应该注意有无甲状腺功能减退的可能。

（3）**单纯性甲状腺肿**：当发觉脖子变粗时，即使没有什么不适的症状，也应想到是否发生了甲状腺疾病。

（4）**甲状腺结节、甲状腺瘤**：当发现颈部增粗或有肿块、颈部突起或者肿大不对称时，一般考虑甲状腺结节。

（5）**甲状腺炎**：当感觉颈部疼痛并有发热，尤其可在甲状腺部位摸到肿块并有压痛时，应想到有无甲状腺炎的可能。

遇到以上情况应及时到医院内分泌科就诊，以便做进一步检查，这样可以得到及时的诊断和合理的治疗。

③ 甲状腺疾病的常见症状

（1）**甲状腺炎**：患者可出现颈部肿痛或痛性结节，压痛明显，疼痛可向胸部、耳后和枕部放射，吞咽、说话或者转动颈部时疼痛加重（单纯性甲状腺肿以颈前无痛性肿大为主要表现，肿大明显者可出现呼吸困难、声音嘶哑）。

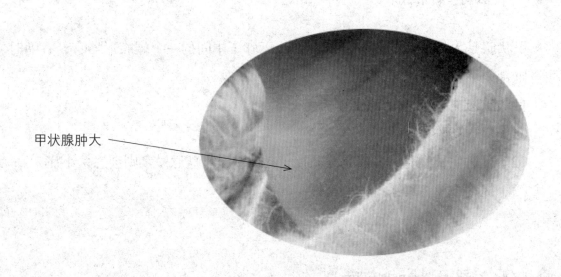

甲状腺肿大

（2）**甲状腺功能亢进症（简称甲亢）**：可表现为怕热多汗、食欲亢进、体重明显减轻，神经过敏、易于激动、烦躁多虑、失眠紧张、多言多动，有时思想不集中，有时神情淡漠、寡言抑郁。

（3）**甲状腺功能减退症（简称甲减）**：一般表现为怕冷、皮肤干燥少汗、粗糙、毛发稀疏、疲劳、瞌睡、记忆力差、智力减退、反应迟钝、轻度贫血、体重增加；特殊表现：面部水肿、目光呆滞、眼睑水肿、表情淡漠、少言寡语。

（4）**甲状腺结节**：B超可明确结节的位置、大小，许多患者关心结节是良性

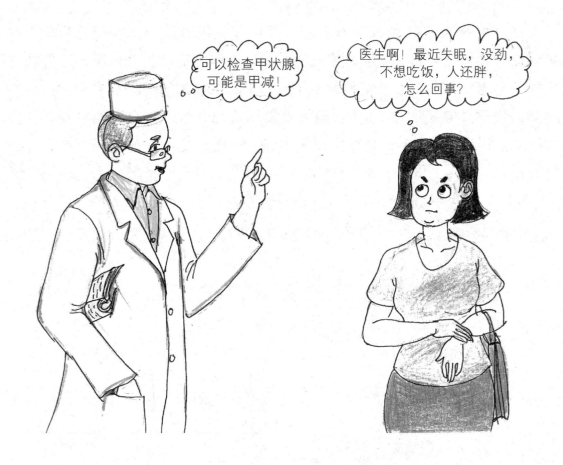

的还是恶性的，需不需要治疗？其实简单来说，根据危险程度划分，甲状腺结节可分为1～5级：1级是恶性程度非常低的单纯囊性结节，定期复查即可；2级是囊性结节混合实质性成分，有较低的恶性风险，当超过2 cm时需要穿刺检查；3级是低风险结节，有5%～10%的恶性风险，超过1.5 cm需要穿刺病检；4级是中度风险，有10%～20%的风险为恶性；5级为高度可疑恶性，此类结节和中等可疑结节大于1 cm时均应做穿刺检查。

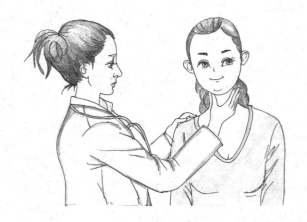

甲状腺结节注意事项：

①定期检查；

②合理饮食；

③保持心情舒畅。

（5）甲状腺恶性肿瘤：有吞咽障碍、呼吸困难、声音嘶哑等症状，并可随血行转移至肺和骨骼等部位，引起骨痛和肺部症状，也可随淋巴管转移至附件淋巴结，出现淋巴组织肿大（不过甲状腺癌属于一种相对"懒惰"的肿瘤，俗称"懒癌"，意思是它的发生发展比较缓慢，生存率相对较高，但"癌"这个字眼仍然令人恐惧！很多年轻人，尤其是高发的年轻女性为此恐惧悲伤）。

临床上许多其他疾病也可出现类似甲状腺疾病的一些表现，因此，怀疑甲状腺疾患时应到医院内分泌专科就诊，以明确诊断。

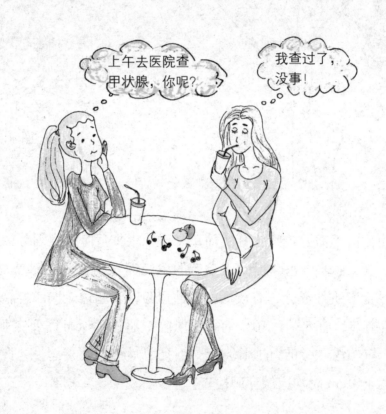

④ 甲状腺功能异常的后果

（1）**甲状腺功能亢进（简称甲亢）**：甲状腺功能增强，甲状腺激素分泌增加，引起心慌、胸闷、疲乏无力、脾气暴躁、多食易饥、体重减轻等，女性可出现月经减少、闭经，男性表现为阳痿、偶有乳腺发育，严重时可伴有持续性心动过速、心律失常、阵发性或持续性心房颤动，易发生心力衰竭等。

克拉玛依市人民医院免疫报告单

0106892900
门诊

姓　　名：██　　　病员号：78170013　　标本种类：血清　　样本编号：20160105G
性　　别：男　　　科　　别：内分泌肾病科门　临床诊断：甲状腺机能亢进　备　注：
年　　龄：35岁　　床　　号：　　　　　　　申请医生：██

No	项目名称	结果		单位	参考区间
1	促甲状腺激素	0.02	↓	uIU/ml	0.34-5.60
2	游离甲状腺素(FT3)	19.44	↑	pg/ml	2.5-3.9
3	游离甲状腺素(FT4)	5.15	↑	ng/dl	0.6-1.12
4	抗甲状腺球蛋白抗体	1809.00	↑	IU/ml	<120.00
5	抗甲状腺过氧化物抗体	>600.00	↑	IU/ml	<65.00
6	促甲状腺受体抗体	>40.00	↑	IU/L	<1.32

（2）甲状腺功能减退（简称甲减）：甲状腺激素分泌不足可影响身体组织，故其症状多种多样，典型症状有怕冷、反应迟钝、记忆力减退、嗜睡、肌无力、厌食、体重增加、性欲减退、不孕不育等。常见体征有水肿，伴有皮肤粗糙、有鳞屑、干燥；动作缓慢、思维迟钝、心动过缓、心力衰竭、心包积液、高血压等心血管体征。

克拉玛依市人民医院免疫报告单

0133051500
门诊

姓　　名：██　　　病员号：257217003　　标本种类：血清　　样本编号：20160802G01
性　　别：女　　　科　　别：专家门诊　　临床诊断：甲状腺结节　备　注：
年　　龄：57岁　　床　　号：　　　　　　申请医生：██

No	项目名称	结果		单位	参考区间
1	促甲状腺激素	70.87	↑	uIU/ml	0.34-5.60
2	游离甲状腺素(FT3)	2.55		pg/ml	2.5-3.9
3	游离甲状腺素(FT4)	0.40	↓	ng/dl	0.6-1.12
4	抗甲状腺球蛋白抗体	13.64		IU/ml	<120.00
5	抗甲状腺过氧化物抗体	13.33		IU/ml	<65.00
6	促甲状腺受体抗体	0.623		IU/L	<1.32

⑤ 甲状腺功能异常时我们要注意什么

（1）**甲亢患者**：食用无碘盐，高热量、高蛋白及高维生素饮食，少食辛辣刺激、含碘多的食物，禁烟酒、浓茶咖啡；适当休息，避免精神紧张及过度刺激。精神紧张、不安或失眠较重者，积极就诊。

甲亢的治疗从一定程度上讲是长期连续的过程，患者应遵从医嘱定期复查相关指标及随访，避免严重药物不良反应。甲亢治疗后也需要定期随访，以便早期发现甲亢是否复发、甲状腺功能减退及用药不良反应，予以早期处理。

（2）**甲减患者**：应注意休息和适当锻炼，高蛋白及高热量饮食，有贫血的人可补充铁剂、维生素 B_{12} 和叶酸等，大多数甲减缺乏有效的对因治疗方法，对于缺碘引起的甲减，需要及时补充适量的碘剂。药物所致者宜停用相关药品。明确诊断甲减、需要接受治疗的患者应积极就诊，避免出现甲状腺危象。

⑥ 甲状腺患者能否吃海鲜呢

含碘量	海鲜种类	举例
最多	藻类	100 克干海带含碘 36 240 微克； 100 克紫菜含碘 4323 微克
其次	贝类和虾皮	100 克贻贝含碘 346 微克； 100 克虾皮含碘 264.5 微克
最少	鱼类	100 克墨鱼含碘 13.9 微克； 100 克小黄鱼含碘 5.8 微克； 100 克带鱼也只有 5.5 微克碘

上述海鲜与加碘盐相比较如何呢？我国碘盐平均含碘量为每公斤 30 毫克，即每 1 克碘盐含碘约 30 毫克，几乎为 100 克带鱼含碘量的 6 倍，而很多甲状腺患者严格控制海鲜摄入量，却忘记了主角—加碘盐，所以，控制海鲜摄入的同时

千万别忘记控制碘盐的摄入量。

7 糖尿病与甲状腺疾病

（1）**糖尿病和甲状腺疾病的关系**：糖尿病和甲状腺疾病是内分泌系统中最常见的两大疾病，两者关系密切，在糖尿病患者中，甲状腺疾病高发，1型糖尿病更易伴发甲亢、甲减和甲状腺炎，而2型糖尿病更易伴发的是甲减和亚临床甲减。甲状腺疾病患者中，女性多于男性，同样，糖尿病合并甲状腺疾病患者中，女性也多于男性。

（2）**糖尿病与甲状腺疾病关系密切的原因**：首先，1型糖尿病本身是一种自身免疫性疾病，是器官特有的自体免疫病，自身免疫性疾病患者也更容易患上其他类型的自身免疫性疾病。若患者同时存在1型糖尿病与甲状腺疾病的易感基因，那么这个患者有1型糖尿病和甲状腺疾病的可能性非常大。另外，2型糖尿病与甲状腺疾病的关系不如1型糖尿病那样密切，可能的原因是甲状腺激素参与了2型糖尿病的发病过程，如增强胰岛素抵抗、甲亢导致患者葡萄糖耐受不良、胰岛素需求增加。

（3）**甲状腺疾病对糖尿病的影响**：甲状腺疾病对糖尿病病情控制有一定的影响，胰岛细胞功能与甲状腺功能状态密切相关，甲亢时胰岛功能紊乱，胰岛素拮抗物质增多，加重糖尿病；甲减与胰岛素抵抗可能有关。甲状腺疾病影响胰岛功能，也会影响糖、脂肪、蛋白质代谢，亚临床甲减可增加症状性低血糖的危险性，甲亢改变糖代谢，加重代谢紊乱，促进糖尿病及其并发症的发展，增加心血管事件，影响精神状态，女性可出现妊娠异常，影响胎儿存活率与神经智力发育等。甲状腺激素通过多种机制调节葡萄糖代谢。

①**甲状腺功能亢进症时甲状腺激素与糖代谢的关系**

甲状腺功能亢进时，可通过以下机制可使血糖升高。

a.胰岛素半衰期缩短，胰岛素作用减弱；

b.过量的甲状腺激素可增加肠道对葡萄糖的吸收；

c.甲状腺激素可导致肝糖输出增加，进而引起血糖增高；

d.甲状腺激素增多，促进脂肪分解，进而刺激肝糖生成；

e.机体可伴有一些激素水平的升高，如生长激素、胰高血糖素及儿茶酚胺水平增高，进一步影响糖代谢。

甲状腺功能减退症同样对糖代谢产生影响，使血糖降低，其机制包括以下几个方面。

a. 肝葡萄糖生成速率减低；

b. 胃肠道对葡萄糖的吸收明显减低；

c. 外周组织对葡萄糖的利用减少，但葡萄糖刺激的胰岛素分泌有所增加，机体存在一定程度的胰岛素抵抗。

（4）糖尿病与甲状腺疾病的筛查：甲状腺激素水平与糖代谢关系密切，糖尿病患者应重视甲状腺疾病的筛查，有利于早发现、早治疗甲状腺疾病，综合治疗糖尿病及其并发症，提高糖尿病患者的生存质量，甲状腺疾病患者也需要常规筛查糖尿病。对于孕妇而言，无论是糖尿病还是甲状腺功能异常均会对母体及胎儿产生影响，故妊娠妇女或计划妊娠妇女更应该检查血糖及甲状腺功能。

⑧ 甲状腺疾病治疗中的常见问题

 甲亢患者千万别吃碘盐对么？

答：绝对禁食碘盐，包括藻类化妆品的使用。

 甲减患者要多吃海鲜对吗？

答：可适度吃海产品，海藻类少吃。

 有甲状腺结节不能吃海鲜对吗？

答：光有结节是不能决定能不能吃海鲜的，应结合是否伴有甲减、甲亢，参考上述内容，最好是咨询医生。

总的来说，甲亢患者应忌食含碘量高的海鲜，食盐选择无碘盐；甲减患者也不可以肆无忌惮地食用海鲜，饮食应尽量清淡、均衡，适当运动，加强体育锻炼，增强抵抗力。

❾ 甲状腺疾病日常护理

（1）**按时按量服药**：甲状腺疾病是一种慢性代谢性疾病，需要长期服药，患者若因不重视、记忆力下降和自作主张停药，会十分不利于疾病好转，应该采用手机提醒或家人督促的方法按时服药。

（2）**定期复查**：医生需要根据白细胞数、肝功能化验单调整药物剂量，不要等到药物吃完后再去化验和开药。

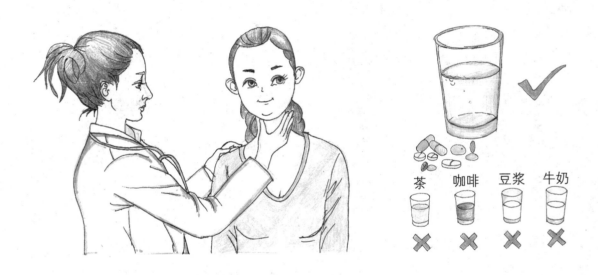

茶　咖啡　豆浆　牛奶

（3）**用开水送服药物**：有些病友用茶水、豆浆、牛奶和咖啡送服药，这是不正确的，会影响药物的作用。

（4）**饮食节制，注意忌口**：甲亢患者不适宜喝浓茶、咖啡，因可能会加重心慌、失眠和情绪激动；忌食加碘盐，不吃海带、紫菜等海产品。

甲减患者宜食用海产品如海参、虾、牡蛎、海带、紫菜等，但螃蟹性凉，不宜多吃；甲减患者由于黏液性水肿常常手足肿胀、身体发胖，要少吃偏咸的食品如腌制的咸菜等，因咸的食物会引起水、钠潴留而加重水肿。

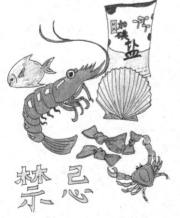

（5）**选择适合自己的治疗方案**：甲状腺疾病治疗方法很多，应与医生沟通选择适合自己的方案，而且治疗方案不是一成不变的。

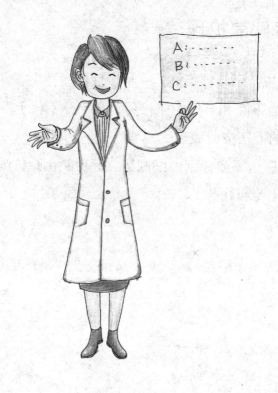

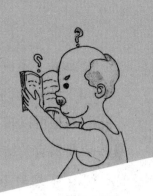

肿瘤

1 肿瘤的基本知识

（1）什么是肿瘤？

肿瘤是机体细胞在各种因素作用下增生与异常分化所形成的新生物。

（2）良性肿瘤与恶性肿瘤的区别

良性肿瘤成长特性：①生长方式：往往膨胀性或外生性生长；②生长速度：通常缓慢生长；③边界与包膜：边界清晰，常有包膜；④质地与色泽：质地与色泽接近正常组织；⑤侵袭性：一般不侵袭，少数局部侵袭；⑥转移性：不转移；⑦复发：完整切除，一般不复发。

恶性肿瘤成长特性：浸润和转移是恶性肿瘤的最主要特征。

①生长方式：多为侵袭性生长；②生长速度：生长较快，常无止境；③边界与包膜：边界不清，常无包膜；④质地与色泽：通常与正常组织差别较大；⑤侵袭性：一般有侵袭与蔓延现象；⑥转移性：一般多有转移；⑦复发：治疗不及时，常易复发。

（3）恶性肿瘤的分类

癌：肿瘤的常见类型，常发生于肺、胃、食管、乳腺、结肠等；

肉瘤：常发生于骨、软骨、脂肪、结缔组织和肌肉；

淋巴瘤：淋巴结和体内免疫组织来源的肿瘤；

白血病：不成熟血细胞在骨髓大量生长，常引起周围血中这类细胞增多。

（4）为什么恶性肿瘤能威胁人的健康和生命？

癌细胞可以转移至身体的其他部位，如在脑、肝、肺等不断生长，必将破坏这些重要器官的结构和功能，严重时会危及生命，故应早期发现癌。

（5）常见的10大恶性肿瘤是什么？

在我国，常见的10种主要恶性肿瘤依次是：胃癌、肝癌、肺癌、食管癌、直肠（结肠、肛门）癌、白血病、宫颈癌、鼻咽癌、乳腺癌、膀胱癌，男性和女性常见恶性肿瘤所占百分比如下表。

男性		女性	
肺癌	23.00%	乳腺癌	16.97%
胃癌	15.24%	肺癌	14.85%
肝癌	13.57%	结直肠癌	9.68%
食管癌	10.46%	胃癌	8.51%
结直肠癌	9.39%	肝癌	6.37%
膀胱癌	2.93%	食管癌	5.85%
前列腺癌	2.74%	子宫颈癌	5.54%
胰腺癌	2.49%	甲状腺癌	3.90%
淋巴癌	2.25%	子宫体癌	3.80%
脑癌	2.12%	卵巢癌	3.13%

❷ 肿瘤的预防

（1）主要致癌因素有哪些？

①生活方式不当：酗酒、熬夜、缺少运动等不良生活习惯；

②外界环境污染：汽车尾气、工业废水废气、装修污染等；

③化学物质泛滥：腌制、熏烤食物摄入过多，食品安全问题严重等；

④饮食结构不合理：很少食用杂粮，脂肪摄入量过高、肥胖等；

⑤感染因素：微生物（细菌、真菌、病毒等）及其代谢毒素、自由基等；

⑥**心理因素**：工作紧张、竞争激烈、精神压力大；

⑦**免疫因素**：先天或后天免疫缺陷者易发生恶性肿瘤，如艾滋病病人；

⑧**内分泌因素**：雄性激素和催乳素与乳腺癌有关，雌激素与子宫内膜癌有关；

⑨**遗传因素**：肿瘤有遗传倾向性，如结肠息肉、乳腺癌、胃癌、食管癌、肝癌、鼻咽癌；

⑩**性别、年龄、种族因素**。

（2）**国际抗癌联盟公布的四类致癌物是哪些？**

①生存环境中的烟草和烟雾；②3,4-苯并芘；③亚硝胺；④黄曲霉毒素。

（3）**何为癌症的三级预防及"三分天下"？**

癌症预防分为三级：病因预防，即减少或消除致癌因素，或阻断致癌环节，减少癌症的发生，称为一级预防。早期发现、早期诊断和早期治疗（三早），减少癌症病人的死亡，称为二级预防。在治疗癌症病人时，预防或减少并发症、后遗症，预防癌症的复发和转移，提高生存质量，称为三级预防。

1982年WHO就明确宣布，利用人类目前掌握的知识、技术和方法，有1/3的癌症是可以预防的，1/3的癌症病人经过早期发现、早期诊断和早期治疗是可以治愈的，还有1/3癌症病人经过积极有效的医疗护理，改善生活质量，减少痛苦，是可以延长生命的。

（4）**预防癌症有哪些建议？**

①提倡戒烟；

②改变不良的生活习惯和生活方式，注意饮食卫生；

③提倡健康的生活方式，避免肥胖、便秘；

④维生素、微量元素的保健与防癌作用。近年来，各国营养学家都在研究维生素的作用，其中维生素A、维生素C、维生素E及叶酸具有良好的防癌抗癌作用；

⑤保持心态平衡，注重心理健康，适当锻炼身体；

⑥开展肿瘤普查：通过筛查，早期发现肿瘤，特别是子宫颈癌和乳腺癌，可以获得预防和治愈的效果；

⑦每年做健康检查，做到早发现、早诊断、早治疗。

（5）**国际上公认的饮食防癌"十要"指什么？**

①少吃脂肪、肉类和使身体过于肥胖的食物。体重超过正常标准的人，近半数易患癌症；

②不吃霉变的花生米、黄豆、玉米、油脂等；

③多吃新鲜的绿叶蔬菜、水果、菇类等，以增加体内的维生素，抑制癌细胞的繁殖；

④多吃含维生素 A 和维生素 B 的食物，如肝、蛋、奶等以及胡萝卜，可减少肺癌的发生；

⑤多吃含粗纤维的食物，如胡萝卜、芹菜、莴苣等，可减少癌的发生；

⑥少吃盐腌制品、亚硝酸盐处理过的肉类、熏制食物及泡菜等，可减少胃癌的发生；

⑦少喝含乙醇的饮料，以防喉癌、食道癌；

⑧适当控制热量的摄入，可明显降低直肠癌的发病率；

⑨合理进食能提高人体免疫功能的滋补品，如人参、蜂王浆等，有直接抑癌的功效；

⑩少用辛辣调味品，如肉桂、茴香、花椒、肉蔻等，过量食用这些食物有可能促进癌细胞的增生，加速癌症的恶化。

（6）癌症有哪些危险信号？

患者有以下症状时应积极至医院诊治，排除癌症。

①逐渐增大的肿块；②疣或黑痣发生变化；③消化不良、腹部疼痛或肿块；④进行性吞咽困难；⑤声音嘶哑、咳嗽、痰中带血；⑥经期大出血，经期外或绝经后出血；⑦鼻耳分泌物带血、颈部肿块、视觉障碍；⑧经久不愈的伤口、溃疡；⑨原因不明的疼痛及体重减轻；⑩大便带血、腹泻便秘交替、血尿。

③ 肿瘤的诊断

科学的肿瘤诊断首先要明确体内或体表肿块的性质，目前诊断癌症主要有"问、查、验、照、窥、检"六种途径。

（1）问诊： 医生结合病史例行详细询问，寻找可疑症状，如不明原因发热、久治不愈的干咳、痰中带血或声音嘶哑，反复鼻塞及鼻出血，长期消化道溃疡疼痛节律改变，痣或疣出现明显变化等。

（2）查体： 进行详细认真的体格检查，发现阳性体征，如淋巴结肿大、体表肿块、腹部包块等，对病情进行科学推断。

（3）**化验**：在详细询问其病史后，做相应的检查，包括常规检验及生化分析、肿瘤标志物的检测，如 CEA、CA125、CA199、AFU、AFP、EB 病毒抗体等。

（4）**影像学检查**：运用影像学手段，包括 X 线、B 超、CT、MRI、ECT、各种造影，明确肿块的性质、部位；运用最新的影像设备 PET-CT，从功能和部位上判断肿块，是帮助明确肿瘤诊断及分期的重要方法。

（5）**镜检**：运用内镜检查，包括电子胃镜、纤维结肠镜、纤维支气管镜、膀胱镜等，直接发现肿块，明确肿块的形态、部位。

（6）**病理学检查**：组织病理学检查结果是确诊恶性肿瘤的金标准，常被称为患者的"终审法官"，包括脱落细胞形态学检查及组织活检。

◆4 肿瘤的治疗

良性肿瘤及临界性肿瘤以手术切除为主，恶性肿瘤主要有外科治疗、化学治疗、放射治疗三种手段，恶性肿瘤一期以手术治疗为主，二期以局部治疗为主，三期采用综合治疗为主，手术前、后及术中放疗或化疗，四期以全身治疗为主，辅以局部对症治疗。

（1）**肿瘤手术治疗**：实体肿瘤治疗首先应选择手术治疗，早期患者均可以通过手术达到完全切除甚至痊愈的效果。

（2）**肿瘤化疗**：通过特效化疗药物杀死肿瘤组织，达到治疗效果。是目前最常用的治疗方法之一。

（3）**肿瘤放疗**：通过射线杀死肿瘤组织，适用于肿瘤全身扩散前、相对局限、对射线敏感的肿瘤，如食管癌、肺癌、鼻咽癌、喉癌等。

（4）**肿瘤生物治疗**：以杀死癌细胞为主，主要目的是预防肿瘤转移、提高生存率。

（5）**肿瘤热疗**：通过特殊仪器调节温度，让肿瘤从内部消融消失。

（6）**肿瘤射频治疗**：利用高温进行治疗，属于微创治疗，也是中小型肿瘤的根治方法。

（7）**肿瘤微创介入治疗**：微创性的肿瘤化疗仅开口 2 mm 就可以直接把药物送到肿瘤内部，比普通化疗效果好，并且病人痛苦少，安全性高。

（8）**肿瘤中医治疗**：中医治疗可以缓解患者痛苦，适当延长存活时间。

⑤ 恶性肿瘤与糖尿病

（1）**糖尿病和恶性肿瘤的共同发病机制**：糖尿病和恶性肿瘤都是常见病，严重影响着人类的健康，两者之间可能存在以下相关性。

①糖尿病（主要是 T2DM）与某些癌症风险有关（如肝、胰腺、子宫内膜、结肠／直肠、乳腺和膀胱等部位肿瘤）。

② T2DM 和癌症之间存在共同的危险因子，如高龄、肥胖、不良饮食习惯和缺乏体育锻炼。

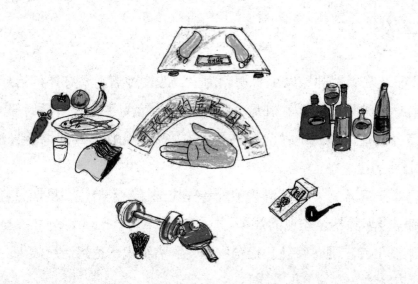

③糖尿病和癌症之间直接关联的可能机制是高胰岛素血症、高血糖和慢性炎性反应。

④恶性肿瘤与糖尿病发病均有一定的遗传基础，与基因缺失或基因突变有关，发病都以中老年人居多。

⑤糖尿病患者锌、镁、锰、铁、钙等代谢异常，致多种元素缺失，而以上元素与恶性肿瘤密切相关。

⑥糖尿病患者血管内皮生长因子明显高于非糖尿病患者；乳腺癌、胃肠道肿瘤等肿瘤组织中血管内皮生长因子水平亦有不同程度的升高。

⑦内皮素的作用：糖尿病血管并发症与内皮素有关。在肿瘤发生中，内皮素参与诱导细胞增生，对组织异常增生而导致肿瘤形成有一定作用。研究显示，内

皮素在乳癌患者有较高比例的阳性表达。

⑧恶性肿瘤与糖尿病在细胞、体液免疫功能方面有一定的共同点。恶性肿瘤的发生、预后与细胞及体液免疫功能紊乱直接相关。长期高血糖可致细胞免疫调节功能紊乱，淋巴细胞比例失调。

⑨与体内激素调节有关：人体血糖水平受多种激素调节，主要升糖激素包括胰高血糖素、肾上腺素、生长激素、糖皮质激素和甲状腺素。

（2）**恶性肿瘤与糖尿病相互影响**：恶性肿瘤可继发糖尿病，患有糖尿病的肿瘤患者使用化疗药物后确有使血糖增高、原有糖尿病加重的趋势，其可能的相互影响因素如下。

①化疗药物对病人有病变的胰岛 B 细胞有直接损害作用，使其相对不足的胰岛素分泌更少，导致血糖升高；

②部分化疗药物可引起肝细胞损害，影响肝对葡萄糖的摄取及转化；

③糖尿病患者糖酵解中 3 个关键酶——己糖激酶、磷酸果糖激酶、丙酮激酶活性易被化疗药物抑制，使糖消耗减少；

④由于肿瘤患者化疗时进食少，肝糖原、肌糖原、脂肪、蛋白分解增多导致血糖增高。

（3）**降糖药物与肿瘤**：糖尿病患者通常需要药物治疗几年甚至几十年，但降糖药物对肿瘤的潜在影响目前仍不清楚。在肿瘤发生发展中，胰岛素通过受体和受体后水平活化机制发挥作用，故高胰岛素血症是最可能导致糖尿病患者发生肿瘤的危险因素。磺脲类是促胰岛素分泌剂，可增加体内胰岛素分泌并导致高胰岛素血症，与肿瘤发病率呈正相关。最近发现二甲双胍可降低糖尿病患者罹患肿瘤的危险性，其作用机制可能是它在降低血糖的同时增加胰岛素敏感性，有关胰岛素增敏剂与肿瘤的研究目前仍存在许多争议。

糖医生门诊篇

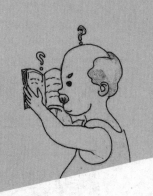

一、糖尿病基础知识篇

1.糖友李某某：都说人过四十就容易患糖尿病，请问，为什么40岁以上就容易发生糖尿病呢？

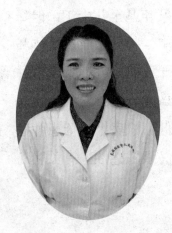

吴胜利主任医师：确实如此。最新研究发现，随着现代社会中人们生活方式的改变，糖尿病的发病年龄明显提前了，40岁以上的人很容易得糖尿病。有以下几个原因。

（1）胰岛功能下降：人体是一个大机器，随着年龄的增加，零部件逐渐老化，如人体胰岛B细胞分泌胰岛素的能力下降；或胰岛出现抵抗，导致葡萄糖的利用率减少。因此，要定期检查血糖水平，以尽早发现糖代谢的异常并进行早期治疗。

（2）激素分泌改变：人体的激素分泌是随着年龄变化而变化的。年轻人体态大多匀称，而步入中年后，体内激素分泌改变，使更多的脂肪聚集在腹部，出现腹部肥胖（男性腰围大于90厘米，女性腰围大于85厘米），容易导致糖尿病。

（3）体力活动减少：中年以后，人们的体力活动量和运动耐量明显低于年轻人，尤其是现在出门有车，进门有电梯，活动量大大减少。运动锻炼的缺乏导致人体的热量需求减少，各器官组织对葡萄糖的利用率减低，过多糖类聚集在体内，成为糖尿病的发病因素。

（4）压力增大：作为家庭与社会的中流砥柱，40岁左右的人承受更大的工作压力和社会压力；而长期精神紧张与压力也是糖尿病的一个诱发因素。

综合以上各种实际情况，不管是否有家族糖尿病史，"糖医生"建议：超过40岁，就要警惕自己是否有糖尿病的可能，每年体检一定要注意检查血糖，同时积极加强运动锻炼，控制体重，预防糖尿病。

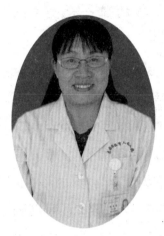

2. 糖友冯某某：我母亲前不久体检查出2型糖尿病。听说糖尿病的典型症状是"三多一少"，请问："三多一少"到底是什么？

谢爱霞主任医师：糖尿病的典型症状是口渴多饮、多尿、多食和消瘦（体重明显下降），通常被称作"三多一少"。1型糖尿病患者发病时"三多一少"症状一般比较明显，而2型糖尿病患者的这些症状不一定非常明显。

多尿：尿量增多，每昼夜可达3000～4000毫升，最高达10 000毫升以上；排尿次数也增多，有的患者一天可达20多次。血糖越高，尿量越多。

多饮：排尿越多，水分丢失越多，饮水自然也就增多。

多食：由于尿中失糖过多，机体处于半饥饿状态，从而引起食欲亢进，食量增加。

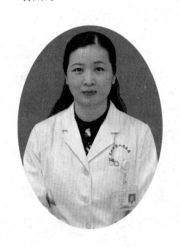

消瘦：由于机体不能有效利用葡萄糖作为能源，就会过多分解蛋白质和脂肪，造成体重下降。

3. 糖友吴某某：我有糖尿病家族史，体检时发现血糖高，空腹血糖七点多，是不是得了糖尿病，该做哪些检查？

黄雪芳主任医师：如果您没有任何糖尿病症状，那么需要重复检查，有两次血糖达到糖尿病诊断标准，即可确诊。体检发现空腹血糖稍高后，应做"葡萄糖耐量试验检查"，即查空腹血糖，然后口服 75 克葡萄糖水，检查服糖后半小时、1 小时、2 小时、3 小时血糖，如果空腹血糖≥ 7.0 mmol/L 和（或）餐后 2 小时血糖≥ 11.1 mmol/L 即可确诊糖尿病。如果只是服糖后半小时、1 小时血糖高，空腹和 2 小时血糖未达到诊断标准，也不能诊断为糖尿病。但是，半小时、1 小时血糖明显高，这预示可能有糖代谢异常，将来很可能发展为糖尿病，应引起高度重视，定期随访。

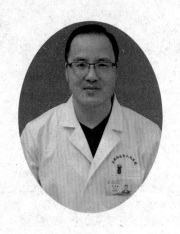

4. 糖友张某某：我在体检过程中查出血糖高，我才 24 岁，是得糖尿病了吗？我体检的前一天受了风寒，会不会对血糖有影响？

乙丰收副主任医师：体检前一天受风寒，对血糖应该不会有太大影响。体检血糖高，要看高多少，如果空腹血糖高于 7.0 mmol/L，餐后 2 小时血糖高于 11.1 mmol/L，而且在风寒不适消除后，复查血糖仍然升高，加上有"三多一少"的糖尿病症状，就可以诊断为糖尿病。如果没有任何不适的感觉，需要复查血糖，复查后血糖仍然高，就根据血糖高的程度做出诊断，是"糖尿病前期"，还是正常人的所谓"应激性高血糖症"。以往糖尿病被认为是老年人的专利，而目前糖尿病的发病呈年轻化趋势，不要因为年轻而忽视高血糖的存在。其实越早诊断糖尿病，才能早期把血糖控制得越好，把糖尿病对身体的危害降至最低。

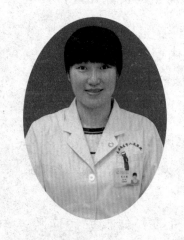

5. 糖友王某某：最近做检查后医生说我得了糖尿病，太可怕了，我该怎么办？

朱玉婧医师：许多糖尿病病人一想到自己的病情，就把一切后果都联系在一起，比如不能终身治愈、易得其他疾病、易产生并发症等，还没有治疗糖尿病就失去了治疗信心。其实，糖尿病并不可怕，可怕的是不能够正确认识糖尿病，不能够科学治疗糖尿病，不能够坚持治疗糖尿病。就绝大多数患者而言，糖尿病是一种终身的、可影响全身各个脏器和组织的、可防可治的慢性疾病，注意到以下几点，有利于糖尿病的控制及其并发症的防治。

（1）养成良好的生活习惯：生活有规律，饮食有节制，劳逸适度。

（2）戒烟：与不吸烟的糖尿病患者相比，吸烟的糖尿病患者发生大血管病变如动脉粥样硬化、脑卒中、心肌梗死、下肢脉管炎和足坏死的危险性大大增加。

（3）限酒：酒会加重糖尿病情或引起低血糖并掩盖低血糖症状，使血三酰甘油和乳酸水平增高。

（4）控制脂肪摄入量：糖尿病患者常有高脂血症，高血脂促使大血管并发症的发生、发展。

（5）适当锻炼：可以每天早、晚各散步 30 分钟，也可视条件开展其他健身活动。

（6）学会放松：遇事不急、不怒，保持情绪稳定。大喜大怒会引起血糖波动。

（7）定期复查（检查频率视年龄及身体情况而定）。每月至少复诊 1～2 次。平时常测血糖，有条件自测血糖则更好。特殊情况下，如发烧、腹泻或全身不适，应及时就诊。经常量血压，保持血压在正常值。高血压可加快糖尿病并发症的发生和发展。

（8）每年至少做 1～2 次全面检查（检查频率视年龄及身体情况而定），包括测眼底，查尿蛋白、神经系统、周围血管系统、心脑血管及肝肾功能等。

（9）坚持适合自己的科学的治疗方法，不道听途说，不人云亦云。

（10）另外，与医生保持联系。做好各种记录，包括饮食和药物治疗、血糖和其他有关检查等。

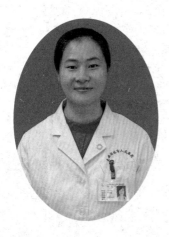

6. 糖友张某某：我患糖尿病 3 年了，上个月单位刚刚做过体检，我还需要去糖尿病科做检查吗？要做哪些检查呢？

黄丽娟医师：小张患者今年 39 岁，在单位体检的报告单拿来了。有身高、体重、血压及生化（肝肾功、血脂、血糖）、血常规、尿常规、心电图、胸部 X 线片、腹部超声共 9 项检查。如果没有应急情况近期内这些项目是不需要复查的，但糖尿病的一些专科检查没有做。每一个糖尿病患者在首次诊断糖尿病时都应该了解自己的基础情况，除了血糖、血脂、血压外，糖尿病直接损伤的是血管，所以与血管有关的都应该定期复查，包括颈动脉、下肢血管的超声检查、眼底、心脏（心电图和超声）、神经等检查，最好一年检查一次。因为要定期调整治疗方案，所以一年一次的胰岛功能检查也是必需的。至于指尖血糖、糖化血红蛋白、尿微量白蛋白，大家都知道应该1～6个月随时检查。而这些在一般的体检项目中是不包含的。

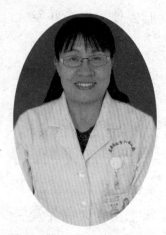

7.糖友冯某某：今年我部门有两人查出了糖尿病，他们年纪和我相仿，而我母亲也患有2型糖尿病。最近我总是感觉乏力，担心也得了糖尿病。我该去哪级医院看病？

谢爱霞主任医师：如果怀疑自己或家人得了糖尿病，确诊或排除是非常重要的。正确的做法是去医院的内分泌科或糖尿病科看病。糖尿病的诊断是个比较复杂的过程，除了症状表现，还需要通过采血做各种化验来明确诊断。由于一般卫生所和社区卫生服务站尚不具备做糖化血红蛋白、胰岛功能等的检查条件，所以应尽可能选择去县级以上的综合医院或中心医院（县级、市级、省级、医学院附属医院等）看病，来确定自己是否得了糖尿病。需要提醒大家的是，用血糖仪测得的指血血糖并不能作为诊断糖尿病的依据。但是，我建议平时的血糖检测（空腹或餐后2小时）还是就近去所在的社区卫生服务中心更方便，如果病情有变化，目前医院和社区也都有双向转诊的服务。

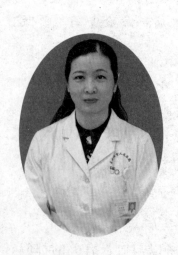

8.糖友王某某：糖尿病人怎样预约门诊？

黄雪芳主任医师：对很多人来说，去门诊看病是充满压力和困惑的。在预约门诊之前，您可以做好充分的准备，提高看病效率。

去门诊时需要带的东西：药物包装盒（包括处方药和非处方药）、血糖监测记录、笔记本和笔、问题清单。

把要问的问题列一张清单，并用记事本把答案写下来。您可能问到的问题包括：

（1）用药日程是不是太烦琐或太浪费时间？

（2）药片数量太多，会不会吞下困难或者使胃不舒服？

（3）药物名称和药理作用。

（4）如果您一天需要服用多种药物，它们一起服用会不会有问题？这些药什么时候服用比较好？

（5）药费会不会太贵？如果太贵的话，有没有药效相仿，但是相对便宜的药？

勇敢说出您的问题，不要害怕问问题，医生会帮助您解决所有的问题来控制血糖。糖尿病是一个需要个人护理的疾病，药物治疗是护理的关键。而您自己在糖尿病管理方面扮演着最重要的角色。

9.糖友赵某某：如今糖尿病发病越来越年轻化。糖尿病分为1型和2型，请问如果儿童得了糖尿病，如何区分是1型还是2型呢？

张明涛医师：可以通过一个表格区分青少年1型和2型糖尿病。

	1型糖尿病	2型糖尿病
起病	急性起病——症状明显	缓慢起病——常无症状
临床特点	体重下降、多尿、烦渴、多饮	肥胖、较强的2型糖尿病家族史、多囊卵巢综合征
酮症	常见	通常没有
C肽	低／缺乏	正常／升高
抗体	ICA阳性 抗-GAD阳性 ICA512阳性	ICA阴性 抗-GAD阴性 ICA512阴性
治疗	胰岛素	改变生活方式、口服降糖药物或胰岛素
相关的自身免疫性疾病	有	无

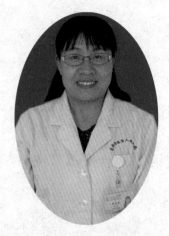

10.糖友徐某某：我检查尿常规时发现有尿糖，但多次查血糖正常，做葡萄糖耐量试验也正常，医生说我没有得糖尿病。请问，为什么尿糖不能作为糖尿病的诊断标准？

谢爱霞主任医师：尿糖阳性是诊断糖尿病的重要线索，而血糖升高是诊断糖尿病的主要依据。尿糖阳性的情况很多，大致可分为：①血糖增高性糖尿；②血糖正常性糖尿；③暂时性糖尿；④假性糖尿。所以说，除了糖尿病会引起尿糖升高外，还有很多其他因素会引起尿糖升高。

血糖升高引起的糖尿病主要是由于病程较长，胰岛素绝对或相对不足，使体内各组织对葡萄糖的利用率降低、血糖升高所致。轻者空腹时尿糖常呈阴性，饭后则呈阳性，重者几乎每次检查均呈阳性，此外，尿糖受肾糖阈的影响，肾糖阈降低，尿糖可呈阳性。

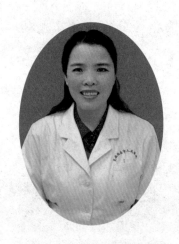

11.糖友齐某某：我儿子 19 岁，最近发现血糖高，医生诊断为 2 型糖尿病。以前听说糖尿病都是中年以后才得，请问青少年为什么也会得糖尿病？怎样预防？

吴胜利主任医师：齐先生您好！首先为您儿子的血糖情况表示同情。其实，目前，全世界青少年 2 型糖尿病的人数明显增加。根据我国居民营养与健康状况调查资料分析，我国学龄儿童空腹血糖为 6.1 ～ 6.9 mmol/L 的占 2.7‰，糖尿病占 2.3‰，其中一部分就是 2 型糖尿病。青少年 2 型糖尿病病人 74% ～ 84% 者有家族史，许多还合并有高血脂。目前，我国大城市肥胖儿童超过 20%，儿童肥胖是糖尿病发生率增加的重要原因。您的孩子身高 1.76 米，体重已达 97 公斤，虽然没有家族史，但肥胖和不爱活动是得糖尿病的主要原因。目前最主要的治疗是减重，具体方案等他本人来时再定。预防方法是控制甜食和高热量油炸类食物摄入，增加室外活动，降低父母对孩子未来的期望值，减轻功课学习压力，让儿童有正常生长的环境。

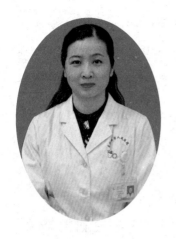

12. **糖友李某某：我每次检查空腹血糖都达标，就是餐后血糖高，餐后血糖高对糖尿病患者的影响大吗？**

黄雪芳主任医师： 李师傅您好，餐后高血糖对糖尿病患者危害是很大的。首先，糖尿病患者的餐后高血糖为一天中血糖水平最高阶段，其相加的延续时间可达8～10小时，甚至更久。长时间的高血糖水平可引起胰岛素抵抗及胰岛素分泌减少，使血糖进一步升高，形成了恶性循环。其次，长时间的高血糖水平可危害人体的多种重要脏器，包括心、脑、血管、眼、神经、肾等。

餐后高血糖是引起糖尿病并发症的重要因素。因为血糖愈高，进入各种细胞的量愈大，造成组织细胞的损害也就愈重；而且这种损害作用可维持很长的时间，并不立即消退。研究表明，糖尿病患者只控制空腹血糖，心肌梗死的发生率及死亡率将显著增高。所以糖友不能只关心空腹血糖，还要控制好餐后血糖。

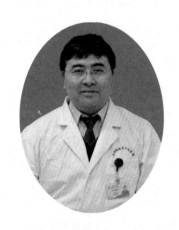

13. **糖友朱某某：我是糖尿病患者，治疗后我的空腹血糖与餐后血糖基本一样，这样好么？**

伊力哈木医师： 朱师傅您好！您的空腹血糖6 mmol/l，餐后血糖7 mmol/l，都达标，又没有低血糖，所以说是理想的血糖。但如果您的空腹和餐后血糖都是10 mmol/l，那您的空腹血糖就没有控制好，需要重新调整治疗方案，把空腹血糖降到7 mmol/l以下。

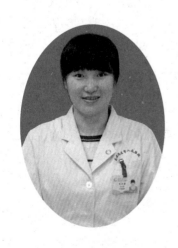

14. **糖友齐某某：我的餐后血糖比空腹血糖还低，是不是化验错了？**

朱玉婧医师： 一般人餐后血糖会比空腹血糖高一些，但不完全是，比如说早期的糖尿病人，进餐3小时后往往血糖偏低，甚至比空腹低，有的还有低血糖发生，这主要是早期病人有胰岛素抵抗及分泌延迟，进餐2～3小时后胰岛素的分泌才达到最高峰，而这时候食物已经消化得差不多了，因此由于体内胰岛素的作用，血糖被降到较低水平；另外，如果您的治疗药物以降餐后血糖为主，如短效胰岛素或诺和龙等，餐后血糖也有可能比空腹血糖低；还有如果您就餐比较少或餐后运动量较大，餐后血糖也可能比空腹低。当然化验错误也不是完全没有可能，所以建议去正规医院去检查，自己检测就要定期对血糖仪进行校验。

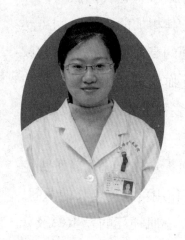

15. 糖友顾某某：我戒烟后体重长了 3.5 公斤，比原来更胖了，戒烟到底好处多还是坏处多？

梁红医师：戒烟对于糖尿病病人来说利大于弊。戒烟对心脏的益处大于戒烟后体重增加的危害，很多人戒烟后都会出现体重增加。研究人员正在测试是否多余的体重增加会抵消戒烟对心脏健康的益处。他们检测 3200 名无心脏疾病的人的体重、吸烟状态和心脏健康指标。25 年之后，发现虽然戒烟的人体重会增加，但是仍然比持续吸烟的人心脏病和卒中发生风险低。所以即便戒烟后体重增加，仍然有利心脏健康。至于顾师傅的体重增加，我们还是建议应调整饮食、增加锻炼。

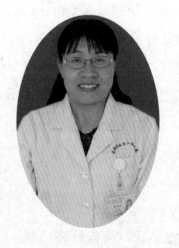

16. 糖友王某某：我患糖尿病已经 2 年了，现在能要孩子吗？

谢爱霞主任医师：王女士您好，首先告诉您只要在控制好血糖的前提下糖尿病患者是可以要孩子的。不过您要知道糖尿病患者怀孕和正常人是不同的：在怀孕时期要用胰岛素治疗。孕妇禁用大部分口服降糖药物，建议到糖尿病专科医院做进一步具体检查，以便于为您进行精确病情评价及规范化精细控制。糖尿病患者预备要孩子前就应该接受胰岛素治疗，用胰岛素强化血糖控制，把空腹血糖、餐后血糖和糖化血红蛋白都控制到接近正常水平，这才是做好了要孩子的准备，而且怀孕后还要坚持良好的血糖监测，争取血糖在一个良好的控制范围内。

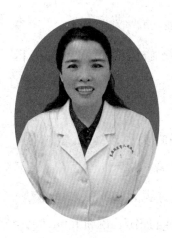

17. 患儿母亲：我的孩子最近不幸被查出有糖尿病，请问哪些因素会引起儿童糖尿病？

吴胜利主任医师：儿童糖尿病病因至今尚未完全研究清楚，最为常见的引起儿童糖尿病的原因主要有以下几个方面：

（1）遗传因素：糖尿病患者中带病生存者增多，造成群体基因库的变化，进而使儿童糖尿病的患病人数增加。此外，研究表明，亚洲人体内有一种能使人体产生更多热量的基因，原本与人的饮食习惯、食物的消化是相对平衡的，一旦饮食习惯改变，进入体内的热量大大增加，超过了基因的负荷，不能将热量分解，而易出现肥胖。

（2）环境因素：糖尿病不但有糖代谢紊乱（高血糖），还存在脂肪及蛋白质代谢紊乱，如蛋白质减少、分解增多、机体蛋白质不足。如控制不良，可出现生长发育迟缓，严重者可致糖尿病矮小综合征。

（3）肥胖：不少儿童的饮食中高脂肪、高热量的成分大增，直接造成身体脂肪的过度堆积，这成为糖尿病发病率上升的主要诱因。

（4）缺乏锻炼：现在儿童户外活动与锻炼的机会大大减少，而运动不仅是良好的减肥手段，也是抵御糖尿病侵袭的有效方法，因为运动除了可以消耗糖，使血糖降低外，还有利于胰岛素受体的增加。

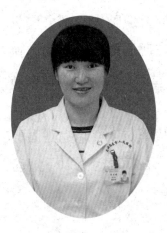

18. 糖友刘某某：我晚餐后血糖高，睡前为 8.4 mmol/L，医生说晚餐进食热量太多，可我控制不住。为什么我们晚上总想吃东西？

朱玉婧医师：研究者想搞清楚为什么人们在晚餐后总有吃零食的欲望，最终发现人们的食欲和生物钟有关，不管上一餐吃的是什么，一天当中早上 8 点钟饥饿感最不明显，而晚上 8 点钟人们感觉最饿，食欲也最旺盛。晚上人们总渴望吃甜的、咸的、富含淀粉的食物，而这种吃的欲望在早晨却没有那么强烈。研究人员推测我们的祖先在食物匮乏的环境中生存，吃饭时间较晚，同时也需要更多的能量来度过漫长黑夜，从而形成了这样的饮食规律，不过在现代社会，成年人在晚餐后吃零食会导致体重增加。糖尿病病人晚餐进食过多会影响晚餐后血糖、睡前血糖，甚至第二天早上的空腹血糖。建议晚上多食一些凉拌蔬菜，逐渐适应，就会改善目前情况。

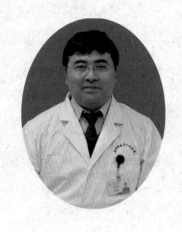

19. 糖友丁某某：我有慢性胰腺炎，现在血糖不高，有的医生说我会变成糖尿病，对吗？

伊力哈木医师：慢性胰腺炎的病因包括长期酗酒和（或）急性胰腺炎反复发作，炎症损伤了正常的胰腺组织，造成胰岛素的缺乏而发生"继发糖尿病"，所以医生说您以后可能会继发糖尿病是对的。您目前血糖不高，生活中就要做到合理饮食，适当锻炼，到专科就诊建档，定期复查，这样可以延缓糖尿病的发生和进展。

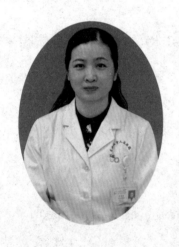

20. 糖友钱某某：请问"好"胆固醇和"坏"胆固醇一样吗？

黄雪芳主任医师：胆固醇有"好"与"坏"之分，好的胆固醇是指高密度脂蛋白胆固醇，大约占总胆固醇的30%，它有助于将多余的胆固醇转运出动脉，返回肝进行代谢，因此有助于预防动脉粥样硬化的发生。坏的胆固醇是指低密度脂蛋白胆固醇，大约占总胆固醇的60%，也是人体需要的一种胆固醇，但除去一部分满足机体需要外，多余的低密度脂蛋白胆固醇会进入动脉血管内皮，形成斑块，日久天长堆积过多便会堵塞血管，引起冠心病、脑血管疾病等，有时候斑块破裂或者脱落会引起心肌梗死、猝死等。

我们应控制日常饮食中的胆固醇摄入量，一般每天不应超过300毫克胆固醇摄入量，高胆固醇血症患者更应严格限制，每天胆固醇摄入量200毫克以下。动物内脏、脂肪含量高的肉类食物等富含胆固醇，应尽量避免。

21. 糖友张某某：我今年71岁，1997年确诊糖尿病。最近一次化验，三酰甘油正常，胆固醇过低（我们这的参考值是3.38～5.17 mmol/L，而我的结果是3.12 mmol/L），大夫说正常人的胆固醇低一点不要紧，过段时间复查

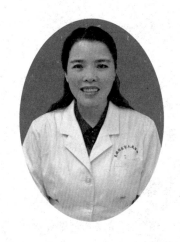

即可；而糖尿病患者不同，必须做肝功、血浆蛋白、白蛋白、球蛋白这些项目的化验。请问：为什么要这样呢？

吴胜利主任医师：胆固醇是人体所必需的基本物质，参与身体的正常生理活动。胆固醇少会导致皮质激素合成减少，进而导致应激能力减弱、免疫力降低，老年人因此容易患感染性疾病等；胆固醇是细胞膜的重要成分，有人认为缺少时容易发生脑出血。胆固醇在肝合成代谢，如胆固醇过低，就会考虑肝功能是否正常，为此要进一步检查肝功、白蛋白、球蛋白等项目。肝功能对糖尿病患者的药物选择很重要，因此要特别重视。

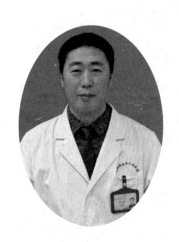

22. 糖友张某某：我平时血糖控制得不错，但最近单位工作忙，家里也有事，让我心情烦躁，血糖控制得也不如以前了。请问情绪对血糖有影响吗？

张明涛医师：首先告诉大家，情绪对血糖是有影响的。有不少患者，饮食、运动、服药都做得很好，可血糖还是很容易波动，往往就是情绪导致的。当人紧张、焦虑时，交感神经兴奋，会直接抑制胰岛素分泌，同时还会促使体内分泌甲状腺素、肾上腺素等升糖激素，在一段时间内会提升患者的血糖水平。另外，研究还发现，糖尿病患者需要长期控制饮食进行治疗，这容易让他们产生心理压力，进而出现精神紧张、焦急激动、忧虑或者抑郁。这些心理状态都会反过来影响血糖水平。

患者要懂得，与糖尿病相伴的道路是漫长的，但应该相信自己，积极面对，保持情绪稳定，配合医生把血糖控制好。以下几种方法可以帮助调整情绪：学会倾诉，患者内心困惑、焦虑时，应向医生、家人、朋友倾诉，争取大家的关心和帮助；主动吸收新知识，尽可能去接受新的知识，并多与病友交流经验；适当进行体育运动，运动有利于控制体重、血糖、血脂、血压，也有利于驱散焦虑、抑郁情绪；拓宽情趣范围，积极培养业余爱好。

最后，患者家属也要理解糖尿病病人的心理状态，帮助患者建立战胜疾病的信心，提高治病的效率。一旦患者出现焦虑、抑郁等情绪难以排解时，应及时找专科大夫就诊，避免加重病情。

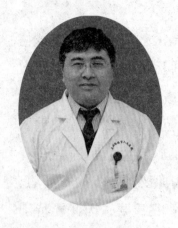

23. 糖友巴某某：我经常腿抽筋，请问糖尿病病人如何预防腿部抽筋？

伊利哈木医师：糖尿病人经常腿抽筋，用以下方法可以预防，您可以试试：

（1）侧卧睡觉、常伸展肌肉可防抽筋。一旦发生腿抽筋，可以马上用手抓住抽筋一侧的大脚踇趾，再慢慢伸直脚，然后用力伸腿，或用双手使劲按摩小腿肚子，也能见效。糖尿病患者要注意日常血糖的控制，如果出现低血糖抽筋的症状要及时吃糖来缓解。如果出现下肢疼痛还伴有双下肢水肿，应去医院做全面检查，检查项目包括肾功能、尿蛋白、血钙、血磷等，根据检查结果方可确定最合适的治疗方案。

（2）半侧卧睡眠。夜里室温较低，睡眠时盖的被子不应过薄或将腿脚露到被外，要注意保暖；睡眠时间不宜过长或过短；要改变不正确的睡眠姿势，应采用半侧卧位的姿势。

（3）伸展运动防抽筋。热爱运动的老人在运动前应做些热身操，比如拉筋的动作。运动当中补充水分的同时，适当地补充钠（盐分）以及电解水，使体内钾钠平衡。应循序渐进做运动，如果运动中发生抽筋，就是身体在发出警告：现在的运动量已经超过我们的负荷能力。运动中发生抽筋时，应先休息，再以反方向轻轻拉开肌肉。回家后请记得热敷及涂药按摩，至少要持续数日，用手向四侧按摩，有必要的再热敷，让肌肉放松。

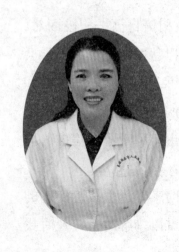

24. 患者李某某：我吸烟已经20年了，今年查出得了糖尿病，医生建议我戒烟。糖尿病人为什么不能吸烟？

吴胜利主任医师：烟草称得上健康的头号公敌。国内外已有多项研究证实，吸烟不仅增加2型糖尿病的发病风险，还会增加糖尿病患者的并发症和死亡风险。每天吸烟超过30支的男性，患糖尿病的风险升高4倍；每天吸烟在20～30支，患病风险升高3倍。说明吸烟越多，患糖尿病的危险性越大。而且无论是主动吸烟还是被动吸烟，都与糖尿病有关。烟草中的有害物质一方面可直接破坏人体组织细胞，使胰腺分泌胰岛素的功能减弱，加速视网膜、神经、肾等器官的损害；另一方面，烟草中的烟碱可促使血管收缩、痉挛，刺激肾上腺素的分泌，导致血糖、血压升高。更为重要的是，长期吸烟会导致血管痉挛、心肌供血减少、低密度脂蛋白胆固醇（即"坏胆固醇"）升高，加剧了对血管的损伤，使糖尿病患者患心血管并发症等"致命疾病"的风险增加。因此，吸烟对糖友来说，无异于雪上加霜。糖尿病患者要全面了解防治知识，努力改掉不良生活习惯。要知道，早一天扔掉烟草，身体就会多一分保护。

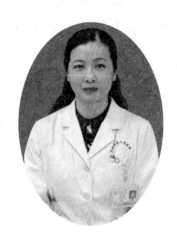

25.患者武某某：我爱人2个月前查出了1型糖尿病，血糖一直控制不好。我在网上看到，1型糖尿病患者适合通过动态血糖监测来制订胰岛素治疗方案。问：动态血糖监测是怎么回事？

黄雪芳主任医师：无论是自我血糖监测还是糖化血红蛋白检测，都存在一定的局限性，其中自我血糖监测并不能完整反映全天的血糖谱，存在"盲区"，而糖化血红蛋白反映的是过去2～3个月的平均血糖水平，对调整治疗存在"延迟效应"。而近年来发展的动态血糖监测成为传统监测方法的有效补充，逐渐在临床上得到推广和应用。动态血糖监测系统（CGMS）包括五个组件：埋置在皮下的葡萄糖感应器、线缆、血糖记录器、信息提取器和分析软件。感应器可以与皮下组织间液中的葡萄糖发生反应而产生电信号，而记录器则每10秒钟接受1次电信号，每5分钟将平均值转换为血糖值储存起来，每天可以储存288个血糖值，受检者需要佩戴记录器72小时，然后取下，医生通过专门的软件进行数据分析，得出患者3天里的血糖动态变化信息。

由于动态血糖检测可以提供连续、全面、可靠的全天血糖信息，了解血糖波动趋势，发现不易被传统监测方法所探测到的高血糖和低血糖，因此可以帮助医生更好地制订治疗方案。目前很多地方的医保系统已将其纳入了报销范围，例如，新疆2008年就已经将动态血糖监测列入医保报销项目。

动态血糖检测主要适用于以下情况：①1型糖尿病；②需要胰岛素强化治疗的2型糖尿病；③妊娠期糖尿病或糖尿病合并妊娠；④进行自我血糖监测仍无法

避免以下情况的 2 型糖尿病——无法解释的严重低血糖或反复低血糖、无症状性低血糖、夜间低血糖、无法解释的高血糖（特别是空腹高血糖）、血糖波动大、由于恐惧低血糖而刻意保持高血糖状态的患者。

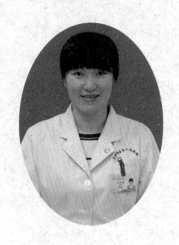

26.患者姜某某：我儿子前不久被诊断 1 型糖尿病，目前还在住院治疗。医生建议孩子出院后继续戴胰岛素泵，说对日常生活没什么影响。

请问：戴着胰岛素泵怎么洗澡和运动？

朱玉婧医师：佩戴胰岛素泵的患者在进行游泳或洗澡、剧烈运动、X 线或 CT 等放射检查时，都需要暂时断开胰岛素泵。胰岛素泵的输注管上带有快速分离器，只要轻轻一拧，就可以很方便地将泵与身体分离。洗完澡后又可以很方便地重新连接上。不过，家长和患儿应当在医护人员指导下学会正确断开和连接胰岛素泵，避免因操作不当产生堵塞、气泡等问题。

二、糖尿病饮食篇

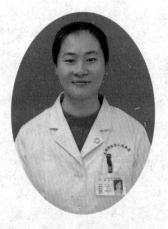

1.患者王某某：我是老糖尿病人，经常在外应酬。请问："糖、烟、酒、盐"到底对糖友的生活有什么影响？

黄丽娟医师：糖尿病患者生活离不开各种必需品，柴米油盐酱醋茶样样都需要。而"糖、烟、酒、盐"与糖友的生活究竟有多大联系呢？

（1）进食高糖食物会引起血糖大幅升高，故糖尿病患者不宜食用高糖食物，如白糖、红糖、冰糖、麦芽糖、水果糖、巧克力、蜂蜜、蜜饯、含糖饮料、含糖糕点等。当然，出现低血糖时正相反，应立即进食含糖食品。

（2）能刺激肾上腺素的分泌，使血糖升高。吸烟还会直接影响胰岛素的吸收，据临床观察，吸烟的糖尿病患者对胰岛素的需要量比不吸烟者多 20% 左右。此外，吸烟还会增加动脉硬化的危险性。

（3）糖尿病患者在治疗期间多次少量饮酒，可使降糖药代谢加速，从而降低药效；大量饮酒则使胰岛素和降糖药的作用增强，其结果可导致严重的低血糖。当然，若血糖严格控制在正常水平，偶尔小酌还是可以的。

（4）糖尿病患者若不加节制地吃盐，会使血中钠浓度升高。高血钠加上高血糖，会加重代谢紊乱。近年还发现，过多的盐具有促进淀粉消化和小肠吸收葡萄糖的作用，引起血糖增高，加重病情；并且加速高血压、动脉硬化等疾病的发生。

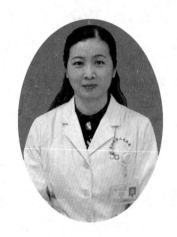

2.糖友刘某某：我的体重为标准体重，但最近一直在持续减轻，我想要多吃不让体重继续下降，又怕因此血糖会高起来，请问怎么吃能增加体重又不升高血糖？

黄雪芳主任医师：首先一般应明确体重持续下降而又不是高血糖所引起的，那么就应该调整饮食计划了，每天增加 250 千卡的热量摄入就应该可以维持体重的稳定了。热量应该从鱼肉或禽肉、奶制品、坚果等食品中获得，而不应该增加糖类或高脂肪类食物；另外，增加的热量要平均分到全天的正餐和加餐之中，这样，即补充了营养又不升高血糖。

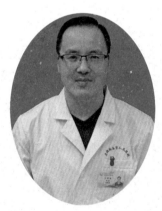

3.糖友冯某某：这次体检中我查出患有糖尿病，我打算控制饮食，每天只吃一顿饭，一定把血糖控制好。

乙丰收副主任医师：在很多人看来，一旦患上糖尿病，就意味着与美食绝缘。很多糖友发现患病之后，也暗自下定决心，哪怕饿着肚子不吃饭，也要把血糖降下来。

事实上，想靠饿肚子控制血糖，结果往往会适得其反。饥饿时身体首先会出现低血糖，随后，为了维持大脑等重要器官的能量供应，人体会出现代偿反应。这样一来，血糖的结果反而可能升高。对糖尿病患者来说，由于胰岛功能存在缺陷，升高的血糖不仅难以降下来，而且可能升得更高，形成恶性循环。就像很多病人因为早晨空腹血糖高就不吃早饭，很容易在中午之前出现低血糖，晚餐时又摄入过多，造成第二天早晨的高血糖。因此，糖尿病患者要控制体重、定时定量、少吃多餐。饮食安排总量要控制、结构要调整，进食低脂肪、适量蛋白质、高纤维膳食，限制饮酒，特别是肥胖、高血压的病人。此外，饮食内容和习惯必须适应自己的生活模式，还要随着用药的种类、时间和剂量进行调整。

4. 糖友王某某：自从确诊为 2 型糖尿病以后，我就整日忧心忡忡，大家都说糖尿病是吃出来的，只要少吃，糖尿病就能治愈。从此，我过上了"苦行僧"的日子，早上吃一碗白稀饭，中午只吃几口米饭，素菜吃得特别多，拒绝

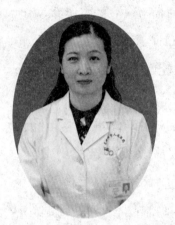

吃荤菜。因为听别人说主食和肉吃多了，血糖会升高。民间总有一种说法：要减肥，晚上最好不要吃，饿了就吃点水果。我体型偏胖，每日晚上喝自己榨的果汁。整日下来，我感到饿得发慌，但是什么也不敢吃。

黄雪芳主任医师：看完王阿姨的案例，您是否能从中找到一些错误的思想和做法？其实，王阿姨的案例是最典型的，特别是针对一些新诊断出糖尿病的患者，由于对糖尿病的认识不足，导致了一些错误的思想，以致做法过于极端，这样不仅对病情无益，还可能造成不堪设想的后果。下面大家就来看看王阿姨有哪些错误的思想和行为？

（1）错误思想：患上糖尿病后整日忧心忡忡。

正确思想：保持乐观开朗的心情，树立战胜糖尿病的信心。

相信大部分刚确诊为糖尿病的患者都会很消沉，很怕自己不能像以前一样生活了，整天待在家里，不敢面对现实。但是一个人情绪的好坏，与疾病的发生、发展和转变都有着十分密切的关系。愉快的心情可以使血糖值大幅度降低。保持心情舒畅，减少思想负担，并树立战胜糖尿病的信心，在此快乐心情的基础上，再配合药物治疗，往往能收到满意的疗效。否则，心情不畅，情志抑郁，服药再多，也收效甚微。

（2）错误思想：只要少吃，糖尿病就能治愈。

正确思想：糖尿病目前仍无法根治，饮食必须营养均衡。在此强调：根治糖尿病是全世界医学家的追求，但是迄今尚未实现，目前糖尿病仍是无法根治的疾病。所以糖尿病患者不要再去寻找所谓的"偏方""糖尿病饮食"，试图治好糖尿病。另外，糖尿病患者不是吃得越少越好，饮食疗法的基础就是食物的多样性和营养的均衡性。在规定的热量范围内，合理配餐，科学安排餐次。

（3）错误做法：早上只吃一碗稀饭。

正确做法：早晨要吃好，选择富含碳水化合物、蛋白质的食物。

很多人早上都有喝稀饭的习惯，可是糖尿病患者必须改掉这个"坏习惯"。稀饭的淀粉颗粒小，相比米饭更易于吸收，血糖生成指数也高，所以喝稀饭后血糖会明显升高。但是有些上了年纪的患者，喝了一辈子稀饭，让他们改掉这个习惯确实也有些困难，这时可以在白米稀饭中加入一些粗粮，如燕麦片、高粱、赤小豆等，可以防止白米稀饭造成的血糖快速升高。早餐必须包括两种食物：富含碳水化合物的主食如全麦面包、杂粮馒头和富含优质蛋白的食物如牛奶、鸡蛋、豆浆等。

（4）错误做法：主食限制过于严格。

正确做法：根据体重和日常活动量计算主食量，不能过多，也不能过少。

糖尿病患者需要限制主食，但是必须根据体重和日常活动量计算每日主食量，然后分配到三餐中，不能过多，也不能过少。像王阿姨这样吃的主食比治疗饮食少的话，血糖反而会上升，这是因为当摄入主食过少时，机体为了维持日常生活及生命活动所需，调动体内的升糖激素从而使血糖升高。

（5）错误做法：据吃荤菜，一律素食。

正确做法：可选择一些胆固醇较低的肉类食用。

肉类中含有丰富的动物蛋白，是蔬菜中没有的。肉类可分为白肉和红肉。白肉如去皮的鸡、去皮鸭、鱼肉等，胆固醇含量较低，适合糖尿病患者食用。红肉如猪、牛、羊肉等，胆固醇含量高于白肉，可以适当食用。动物内脏中含有大量的胆固醇，糖尿病患者要少食用。

（6）错误做法：晚餐不吃，自榨新鲜果汁。

正确做法：合理安排餐次，直接吃水果更健康。

晚上不吃饭是非常不健康的做法，要减肥的糖尿病患者需要控制的是全天摄入的总热量，而不是控制一餐的热量，尤其是糖尿病患者的晚餐不宜太少，因为晚餐距离下一餐时间很长，吃得太少容易诱发低血糖。一般早、中、晚餐热量按1：2：2或1：1：1比例分配。

糖尿病患者尽量吃新鲜水果，不要榨汁，因为榨汁会导致水果中的膳食纤维成分流失，不利于血糖控制；而且喝果汁不会像直接吃水果那样具有饱腹感，很容易导致热量摄入过多。

请大家引以为鉴。糖尿病饮食治疗的原则是控制总热量的摄入，合理均衡各种营养物质。

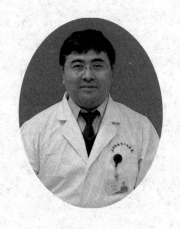

5. 糖友王某某：常听别人说，糖尿病患者应该多吃粗粮，请问，粗粮真的可以降糖吗？

伊力哈木医师：首先，"粗粮降血糖"这种说法是不科学的。粗粮在胃里的排空速度比较慢，会造成一种轻度的饱胀感，使得人们减少食物的摄入，从而控制一天摄入食物的总量。因此，减肥的人、血糖和血脂偏高的人适合每天吃些粗粮。但是粗粮和细粮含有几乎等量的热量和糖分，进入体内后，无论是粗粮还是细粮对血糖都有升高的作用。只是粗粮里面含有更多的膳食纤维，其结构特性使得糖的释放没有细粮那么快速、那么猛烈。我们应该强调的是粗粮能够延缓血糖的升高，而非可以降低血糖。粗粮跟细粮相比还是糖尿病患者的首选，只不过粗粮不能直接降血糖，但是可以延缓血糖的升高。那么，是不是多吃粗粮不会影响血糖呢？答案是否定的。粗粮也是粮食，含有的能量和细粮一样多。如果不加限制，会导致摄入的能量超过需要量，这对血糖控制是极为不利的；而且过多食用粗粮还会造成消化不良、反酸，干扰药物吸收，导致营养不良等。所以，正确食用粗粮，要遵循粗细搭配的原则。

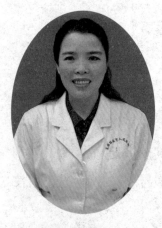

6. 糖友王某某：我看到很多文章中对于糖尿病患者能不能吃南瓜的问题说法不一，有的说南瓜能降糖，有的说南瓜升糖指数较高，不能多吃。请问：糖尿病患者到底能不能吃南瓜？

吴胜利主任医师：南瓜作为老百姓餐桌上的日常食品，已有悠久历史，现代医学研究发现，南瓜中含有多种对糖尿病患者有益的成分。果胶能与体内多余胆固醇结合，常吃南瓜有防治胆固醇过高、预防动脉硬化的功效，果胶还能调节胃内食物的吸收速率，使糖类吸收减慢；膳食纤维能推迟胃内食物的排空，控制餐后血糖上升；南瓜多糖具有很好的血糖调节作用；此外，南瓜中还含有多种微量元素等有益成分。

尽管南瓜中含有降糖成分，但本身也是一种富含淀粉和糖分的高升糖指数

（GI）食物，GI值为75（大于70为高升糖指数食物），与大多数谷物类主食相当。每100克南瓜中糖类含量4～6克，约400克生南瓜能产生90千卡热量，相当于25克大米或面粉产生的热量。所以，一次性过多食用南瓜非但不能降糖，反而会升高血糖。此外，过多食用南瓜还可使人体过量摄入β胡萝卜素，致皮肤发黄。不过糖尿病患者如果在饮食中选择南瓜，同时相应扣除一部分主食，就可以不必担心引起血糖的升高，又可以获得南瓜中对身体有益的成分，而且能够增加饱腹感，不失为糖尿病患者一个可行的选择。

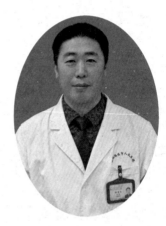

7.糖友方某某：我知道不健康饮食是引发2型糖尿病的重要原因。我儿子特别爱喝饮料，每顿饭如果不给他一杯饮料就哭。我不知道经常喝饮料是不是也容易得糖尿病？问：饮料喝多了会不会得糖尿病？

张明涛医师：经常喝饮料并不会直接导致糖尿病。但是，各种饮料中大多都含有糖和脂肪，更重要的是液体不如固体容易产生饱腹感，在日常饮食基础上多喝一两杯饮料根本没有什么感觉，所以多喝饮料并不意味着其他食物的摄入量会减少。如果经常喝饮料，就容易造成热量摄入超标，而多余的热量将转变为脂肪在体内积聚，导致体重增加。而超重或肥胖是糖尿病发病的一个重要危险因素。

我们知道，对于2型糖尿病来说，遗传因素这个内因虽然起着重要作用，但生活方式这个外因却在是否会最终发病中扮演着非常重要的角色。临床上有不少儿童父母双方都患有2型糖尿病，但从小养成了健康的生活方式，所以并未发生糖尿病。我们不能控制自己的基因，但却能控制自己怎么吃和怎么动。强行

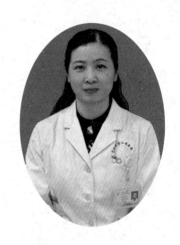

禁止孩子喝饮料可能不太容易做到，但您可以告诉孩子，那些含糖饮料除了会让你变胖外没有任何营养价值，劝导他去饮用健康的饮品，如无糖或低热量饮料、牛奶、鲜榨果汁或蔬菜汁。

8.糖友赵某某：糖尿病病人能喝牛奶吗？牛奶都有什么益处？

黄雪芳主任医师：许多人看到一些传言后不敢喝牛

奶了，其实饮用牛奶有多种益处。

牛奶是补钙的最佳选择，每天饮2杯奶有助于骨骼健康。另外，对于糖尿病患者来说，饮奶有益于预防心脑血管疾病，特别是无糖酸奶和低脂奶；在控制全天总能量的基础上，适量饮奶有益无害。对于痛风患者，牛奶是安全可靠的饮品，可提供有益机体健康的蛋白质，又不含加重病情的嘌呤物质。此外，牛奶中的乳糖有调节胃酸、促进胃肠蠕动和促进消化液分泌的作用，并能促进钙、铁、锌等元素的吸收以及助长肠道乳酸杆菌的繁殖，抑制腐败菌生长，因此，饮用牛奶有益于预防肠癌等。总之，应将牛奶加入我们的食谱当中，乳糖不耐受的人可以选择酸奶等发酵制品。当然选择牛奶一定选择放心产品，不能饮用过期奶。

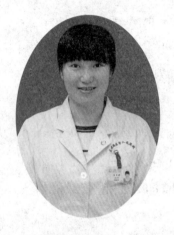

9.糖友王某某：我今年年初查出了2型糖尿病，除了控制饮食和增加运动外，医生还开了二甲双胍。有一次去复诊，听一个糖尿病患者说多吃豆类有助于降糖。请问豆类怎么吃更好？

朱玉婧医师：豆类有很多种，其含糖量差别较大，在食用时应区别对待。例如，黄豆含糖量较低，且膳食纤维含量高，除了直接入菜还可以把黄豆粉和面粉混合制作主食，但是黄豆制品每天食用超过2两或豆腐每天食用超过4两时，需要适当减少主食量；绿豆、红豆、芸豆等豆类含糖量相对较高，食用量较大时也要注意适当减少主食量，这些豆类可以煮粥食用，但不要煮得太烂，以免因吸收快而影响血糖。

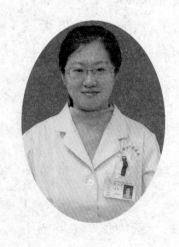

10.糖友曾某某：我早饭晚饭都以喝粥为主，但得了糖尿病后就几乎没吃过粥，改喝汤了。请问：关于糖尿病病友喝汤有什么说法？

梁红医师：普通人每天需要的水约是8杯，糖尿病人需要补充更多的水。因此食物中所包含的水就相当重要。糖尿病病友主张喝比较清淡的汤，比如蔬菜汤、紫菜汤、菌汤等，可以在餐前、餐中饮用。不主张喝油腻的肉汤，如果要喝肉汤，建议饭后喝，而且少量，最好是先吃里面的肉，把汤留作下顿饮用：将汤在冰箱中冷藏后，去除汤表面已凝固的油脂后兑水再加热饮用。

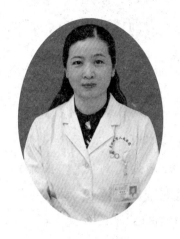

11. 糖友张某某：现在市场上有很多种类的饮用水，请问，糖尿病患者到底应该喝什么水好呢？

黄雪芳主任医师：喝什么水好，这是一个众说纷纭的话题。市面上的水产品可谓五花八门，如矿泉水、矿物质水、纯净水、天然饮用水、竹炭水、月子水、冰川水、弱碱性水、小分子团水等，最适合糖尿病患者的莫过于白开水。白开水是最安全、最健康、最经济、最实用的饮用水。它有很多优点：自来水煮沸后，洁净无菌，能使某些地区过高硬度的水质得到改善；制取简单，经济实惠。喝水的根本目的是满足机体对水的需求，它只是一个载体，无论什么水都不能把它当作营养来源，也不可能有什么神奇的功效。因此，只要是符合国家标准的水都可以安全放心地饮用，不存在"哪种水更健康"的问题，糖尿病患者大可不必为了喝什么水而纠结。平衡膳食，保证充足的饮水，做适量运动，保持良好生活规律，才是健康的根本。

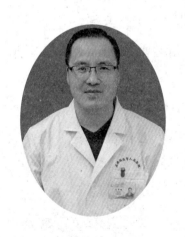

12. 糖友顾某某：我喜欢喝酒，得了糖尿病虽然有所顾忌，但依旧想喝，请问酒该怎么喝才好？

乙丰收副主任医师：如果血糖控制得很好，偶尔喝点酒不会有什么问题。但是，过量饮酒对任何人都会带来伤害，对于糖尿病患者来说，危害会更大。这会加重很多糖尿病并发症，尤其是神经病变、眼病、高血压、肾病和心血管疾病。此外，大家都知道的一点就是，过量饮酒会损伤肝，而肝是机体储备葡萄糖的仓库，肝损害会令血糖更加难以控制。爱喝酒尤其是酗酒的糖尿病患者发生低血糖和严重低血糖的风险都要明显高于不饮酒的糖尿病患者。这是因为肝要忙于处理大量的乙醇，顾不上释放葡萄糖来维持血糖。

《中国糖尿病医学营养治疗指南（2010）》指出，不推荐或鼓励糖尿病患者饮酒，如果糖尿病患者想要饮酒，应严格控制每日饮酒量（女性不超过 1 个酒精单位/天，男性不超过 2 个酒精单位/天），每周不超过 2 次。1 个酒精单位指 15 克纯酒精，约相当于 350 毫升啤酒、150 毫升葡萄酒或 45 毫升白酒。对于平素爱饮酒的糖尿病患者，应逐渐减量，因为长期饮酒者突然停止饮酒也会不适应，如果以前每天晚上都要饮酒，可减为隔日或仅在周末饮酒；如果以前仅在周末饮酒但饮酒量大，可将每日饮酒量逐渐减至 2 个酒精单位以内。

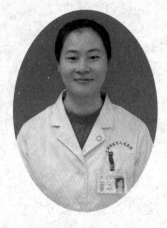

13. 糖友马某某：我患糖尿病很多年了，现在常有便秘。听说蜂蜜可以治便秘，我可以吃吗？

黄丽娟医师：蜂蜜约含 80% 的糖类，对血糖的影响很大。糖尿病患者在血糖控制不好时，吃蜂蜜只会使血糖更高，对疾病的治疗没有好处。血糖控制平稳时，如果因其他问题需要用蜂蜜，应该同时扣除当天一部分主食（50 克蜂蜜扣除 50 克粮食）。在开始吃蜂蜜时，还应该注意检查血糖的变化，根据血糖变化情况及时调整用量。

国外有些学者认为蜂蜜可用于治疗糖尿病，据说在蜂蜜里发现了一种类似胰岛素的物质。他们认为，含多量维生素 B_1、维生素 C、烟酸的复合维生素很可能成为糖尿病患者的一种好食品。国内也有学者认为糖尿病患者吃蜂蜜不但无害，而且有辅助治疗的作用。此种说法是以中医对糖尿病的认识和蜂蜜的性能为依据的。中医学认为糖尿病的烦渴多饮、口干舌燥、多食善饥、大便干燥等症状，属肺燥津伤、胃火炽盛、阴液不足所致，而蜂蜜有滋阴润燥、补中润肺的功能，所以可以在某些中药煎剂中冲入 10～20 克蜂蜜，以辅助治疗。但考虑到蜂蜜含糖量很高，所以在使用上中医师也持慎重态度。总之，糖尿病患者在病情不稳定的情况下，还是以不吃蜂蜜为好，需要时最好是在医师的指导下使用。

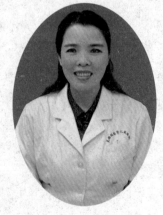

14. 糖友王某某：我体质差，特爱感冒，平均每月 1 次，每次感冒不仅身体难受，血糖也变得难以驾驭。有人说要提高免疫力，我吃了很多保健品，免疫力还是不行，怎么办？

吴胜利主任医师：我国目前增加免疫力的保健品有 1000 多种，主要是蜂胶、蛋白粉、螺旋藻、花粉等，这些产品能否真的提高免疫力，尚无充分的科学研究数据。而提高免疫力，只要补之有道，即简便又经济。做到四要：一要维生素，尤其是维生素C、维生素E、维生素B族，不需要专门吃维生素药物，平时多吃一些西兰花、绿叶蔬菜、水果即可；二要多运动；三要自我按摩，可通过刺激穴位提高免疫力，如足三里、关元、涌泉等穴位；四要好心情。同时做到四不要：一不要偏食；二不要酗酒；三不要缺觉；四不要滥用药物。滥用药物是指有点不舒服就吃药，特别是抗生素，这样不仅增加耐药的风险，而且还会影响机体的免疫系统。

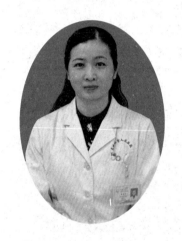

15. 糖友张某某：糖尿病病人吃保健品可以代替药物吗？

黄雪芳主任医师：有不少糖尿病患者担心，治疗糖尿病不是吃西药就是注射胰岛素，多吃、吃久了会有副作用，他们认为吃中药没有副作用，因此私自去购买一些号称"纯中药成分，具有明显降糖作用"的保健品来代替药物治疗。据报道，很多不良厂商为获取暴利在降糖保健品中非法添加低价的降糖西药，如格列本脲（优降糖）、苯乙双胍（降糖灵）（这些药100粒才1.0元）。其后果就是，患者在不知情的情况下服用保健品的同时又服用同一类的西药，引起低血糖、损伤肝肾功能，或引起急性并发症。到目前为止，在纯中药里还没有降糖特效药，降糖也不是中药的优势，中药的优势在于防治并发症。如果降糖效果明显，一定是添加了西药。在这里提醒大家，纯中药不可能快速降糖，保健品绝对不能代替药物的治疗作用。

三、糖尿病运动篇

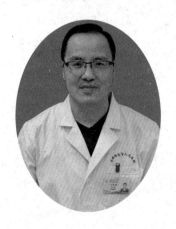

1. 糖友吴某某：我的血糖总是偏高，医生让我增加活动量，请问锻炼对控制血糖有什么好处？

乙丰收副主任医师：为了更好地理解锻炼对血糖控制的好处，我们把这个过程分为两个部分：锻炼的快速作用和锻炼的慢性作用。锻炼的快速作用与肌肉用多少血糖为自身提供养分直接相关。当一块肌肉在锻炼的时候，它消耗的是存储在自身里面的葡萄糖，当葡萄糖用尽的时候，肌肉把血液里的葡萄糖拿来修复这个损失。于是，这就降低了血糖水平，在锻炼的时间里控制了血糖。锻炼的慢性作用与增加肌肉的血流分布有关。如果把一块没有锻炼过的肌肉和一块一直在锻炼的肌肉放在显微镜下比较，我们就会看到正在锻炼的那块肌肉里毛细血管数量增加。随着毛细血管密度的增加，更多的血液流到肌肉里，提高了血糖的利用度。此外，控制体重也是锻炼的慢性作用，这对血脂的控制、调整血压、减轻胰岛素抵抗、降低心脏负担、减少药物用量等都有好处。所以锻炼对每个糖尿病患者来说都是不可缺少的。

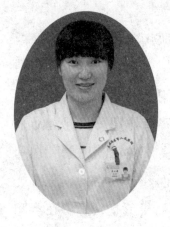

2. 糖友王某某：消瘦的糖尿病患者如何运动，对身体有好处吗？

朱玉婧医师：体型消瘦的糖尿病患者血糖波动大，血糖更容易受到饮食、运动量变动的影响。无论糖尿病患者体型胖瘦，只要进行运动，都有利于血糖控制，但是运动量的变动对血糖的影响更大。建议体型消瘦的患者每天运动时间以及运动量要固定，尽量选在饭后 1 小时，因为这是餐后血糖高峰期，此时运动有利于降低餐后血糖，也可以减少低血糖。但血糖过高或者过低时，都不适宜运动，因为血糖过低时运动可能会导致血糖更低，易发生危险。血糖过高时运动会分泌多种激素，使血糖进一步恶化。所以糖尿病患者一定要在血糖平稳时运动。

3. 糖友汪某某：我前年查出了 2 型糖尿病，去年测了两次糖化血红蛋白，一次 6.2%，一次 6.0%。最近一个月，气温回升了，我开始增加运动量。我

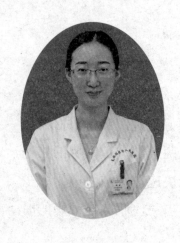

平时自己测血糖发现各个时段的血糖都比以前低了。但是，上周复查糖化血红蛋白，却升到了 6.4%。过去几个月里，除了最近运动量增加了，饮食、用药等方面都没有改变。问：难道是我运动过量引起血糖升高了吗？

赵越医师：通常来说，运动的确是一种廉价而且很有效的"降糖药"。虽然运动有时也会引起血糖暂时性升高，但运动对健康的益处却是长期的，值得所

有人去努力。

虽然您这次的糖化血红蛋白较之上次轻微升高，但这种变化在实验室检查结果的正常变化范围内，就好比你用同一台血糖仪连续测两次指血的结果也会有所差异一样，所以不用担心。只要您没有不适感觉，就可以继续坚持当前的运动方案。在运动时，我们的机体需要为肌肉提供更多的葡萄糖来作为能源。如果是进行短时高强度运动，如冲刺跑，肌肉和肝中储存的糖原会转化为葡萄糖来产能。如果进行的是较长时间的中等强度运动，如慢跑，肌肉从血液中摄取葡萄糖的速度甚至可以达到平时的 20 倍，从而降低血糖。但是，如果在血糖很高（如 13.9 ～ 16.7 mmol/L）的情况下进行运动，反而会造成血糖升高。此外，长时间的剧烈运动会导致体内肾上腺素等具有升高血糖作用的激素水平升高，因此也会引起血糖暂时性升高。

在这里需要提醒大家的是：长期坚持中等强度运动能够让胰岛素更好地发挥效力，也就是常说的改善胰岛素敏感性，来帮助血糖达标。但是，如果在饮食、用药等方面没有变化的情况下适当运动，平时监测血糖发现血糖没有明显的降低，甚至反而不断升高，这就是 2 型糖尿病的自然进程造成的，需要及早咨询医生，调整治疗方案。

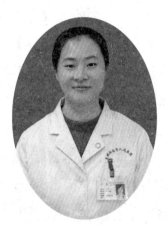

4. 糖友张某某：我今年 62 岁，刚刚被诊断为 2 型糖尿病。医生让我平时多运动，我不知道哪些运动比较适合糖尿病患者。请问：哪些运动更适合？

黄丽娟医师：大家首先要明白，运动治疗指的是以促进健康为目的，具有计划性、多样性、合理性和重复性的运动，"三天打鱼，两天晒网"和"饥一顿、饱一顿"的做法都难以起到治疗作用。

其实，对于运动形式并没有特别的限制，只要是有一定耐力、持续缓慢消耗的运动（其中也包括做家务），都可以根据个人喜好去选择，如快走、慢跑、打太极拳、舞蹈、骑车等，都能够非常好地达到运动的目的。

不过，糖尿病患者需要注意选择适宜的运动时间和地点。

适宜时间：从吃第一口饭算起，饭后 45 ～ 60 分钟开始运动比较适宜；

不宜时间：清晨起床后空腹状态下进行锻炼最不可取，因为这个时段容易发

糖医生门诊篇

生低血糖，而且此时血液黏稠度原本就较高，再加上运动出汗和体内水分消耗，血液会更加黏稠，容易发生急性心脑血管疾病。

适宜地点：宜选择住宅附近花草树木茂盛、清洁、安静、空气和噪声污染小的地方，如公园、湖边、树林、庭院、社区活动中心等，并且选择地面平坦的场地进行运动锻炼。

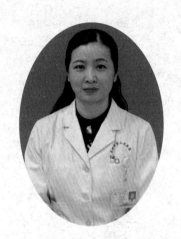

5.糖友梁某某：糖尿病患者平常都会有这样的感受，就是运动后饭量会比没有运动时增加，食欲也有所改善。请问，运动对血糖有什么影响？运动会造成糖尿病患者空腹低血糖吗？

黄雪芳主任医师：运动对血糖有很大的影响，体现在以下几个方面。

（1）运动直接影响血糖水平：在运动过程中血糖水平逐渐下降，锻炼结束后，机体又在肌细胞及肝中储存葡萄糖，这时血糖又进一步降低，并可持续至锻炼后数小时。因此，如果在晚上锻炼，那么睡觉时可能正处在低血糖状态，半夜就有可能会发生低血糖。

（2）运动影响胰岛素的效果：运动除了直接影响血糖水平外，还可以影响胰岛素的吸收，使注射到体内的胰岛素更快地发挥作用。如果从胳膊或腿这些参与运动的部位注入胰岛素，运动时就会促进这些胰岛素的吸收。因此，一定量的胰岛素所起到的作用，在每一天都可能有所不同，特别在每天运动程度不一致时，这种现象更加明显。如果某天的运动量过大，也有可能会发生空腹低血糖。

（3）人群不同，运动的影响也不同：运动时，那些仅靠饮食和体育锻炼控制血糖水平的 2 型糖尿病患者，血糖水平不会发生大幅度波动，因此出现空腹低血糖的机会不多。但那些使用胰岛素及磺脲类药物的"糖友"则必须警惕出现空腹低血糖现象。尤其是，如果服药量比较大，空腹血糖处于正常范围低限时开始运动或增加运动量，就会发生空腹低血糖。因此，如果糖尿病患者想锻炼身体，最好的办法就是餐后一小时进行运动，确保不会发生运动性低血糖。

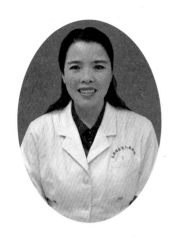

6.糖友王某某：我患糖尿病已经10年了，晨练时看到许多人走卵石路锻炼，走卵石路对糖尿病人有好处吗？

吴胜利主任医师：正常人走卵石路，可以有效刺激和按摩足底，起到强健筋骨、增强神经敏感性、促进血液循环等保健作用。但糖友们走卵石路却是足部保健的大忌，这是因为糖尿病可引起下肢的血管病变和神经病变，造成糖友足部或下肢神经的损坏，使足部对冷、热、压力等外界刺激的感觉不明显，容易在不经意间对足部造成损伤。卵石路表面坎坷不平，糖友在上面行走，脚若被硌伤或造成皮肤破损，这些微小的创伤往往是导致足部感染、甚至坏死的始发因素，因此糖友必须加强对下肢和足部的保护意识。

提醒糖友护理足部时要精心细致，鞋袜穿着要讲究，鞋子的鞋头应宽深、鞋底较软、内面柔软。袜子要选择浅色且袜口宽松的棉袜，夏季也尽量不穿露脚趾的凉鞋，避免赤脚行走。泡脚时水温不要超过37摄氏度，时间控制在5分钟以内。剪脚趾甲时不要剪得太深，否则可能导致甲沟炎、出血。此外，糖友要养成每天检查足部的习惯，观察足部皮肤是否有水疱、擦伤、裂口，局部皮肤是否红肿变色，有无破裂、干燥等。

四、糖尿病并发症篇

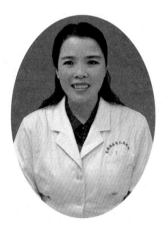

1.糖友李某某：我患糖尿病才6年，血糖控制一直很好，为什么还会发生并发症？

吴胜利主任医师：李阿姨您好！您的问题也挺普遍的。我们许多患者会说：某某的血糖特别高，可什么事情也没有，我的血糖一直挺好的，却有并发症了。一般来说，并发症的发生早晚和严重程度与以下因素有关。

（1）是否合并其他疾病，比如说高血压、高血脂，尤其是高血压。

（2）血糖的波动情况。糖化血红蛋白虽然控制不错，但如果血糖波动比较大

（餐前和餐后波动大，今天和昨天波动大）也容易发生并发症。

（3）如果有吸烟、或精神压力大或有糖尿病家族史的一般容易发生并发症。

（4）基础条件差的病人如特别消瘦或特别肥胖的患者一般容易发生并发症。

总之，糖尿病的发生病因是复杂的，并发症的发生也是复杂的，就每一个个体来说，血糖控制良好肯定比控制差发生并发症的时间要晚，程度要轻。

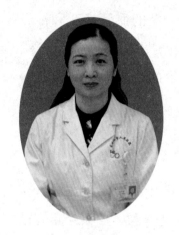

2.糖友马某某：听说低血糖很危险，什么原因会引起低血糖？我们应该怎样预防呢？

黄雪芳主任医师：马师傅您好，糖友们血糖高，要降糖，但是在降糖过程中由于种种因素的影响，低血糖在糖友身上频频出现，使得一些患者在控制血糖时左右为难。其实，糖友只要了解低血糖这只"纸老虎"，注意提防，就不用害怕它了。引起低血糖的主要原因如下：

（1）生活不规律引起低血糖：有的糖友不能规律进餐、锻炼、用药等，容易引起血糖大的波动，造成低血糖发生。所以在糖尿病治疗期间，规律的生活方式是最基础、最重要的治疗方式了。

（2）餐后反应性低血糖：反应性低血糖是2型糖尿病患者中常见的一种低血糖。在进食后1个小时，人体对食物的吸收率达到最高，此时，糖友体内的血糖会升高。这时降糖药的药效发挥，能将血糖降下去，但是由于2型糖友的胰岛素分泌高峰比正常人晚1个小时甚至2个小时，也就是说在饭后2小时，2型糖友的胰岛细胞才开始分泌胰岛素，而此时糖友体内的血糖在降糖药的作用下已经恢复到正常水平，再经胰岛素的二次降糖，容易造成低血糖。预防反应性低血糖，平时吃饭要多样化，在保证足够的主食摄入情况下，多吃蔬菜。如果出现反应性低血糖，最好不要吃糖类食物，因为吃糖类食物虽然能迅速缓解低血糖症状，但同时也会刺激胰岛素的分泌，反而会加重病情，可吃些馒头、饼干类食物。

（3）不合理使用药物易导致低血糖：糖尿病治疗方案因人因病情而异，合理降糖才是最重要的。糖尿病治疗需要糖友的积极配合及医生不懈的努力。每个糖尿病患者的血糖波动都有自己的特点，根据患者的胰岛素分泌及血糖波动特点，医生会选择合适的治疗方案控制血糖。但有些糖友自己买药，或者听病友介绍用药，就会造成血糖控制差，出现低血糖。还有的患者，服药后没有进餐，也会造成低血糖。

（4）隐性低血糖，血糖居高不下：总是听到有糖友抱怨：大夫，我怎么总是饿，总是要加餐？药也越吃越多，血糖却不见下来，该怎么办呢？这可能是发生了隐性低血糖。当人体的血糖低于 3.9 mmol/L 时，会促使体内的升血糖激素分泌增加，如糖皮质激素、甲状腺激素、生长素等，肝也会向血中释放糖，就会使体内的血糖升高。所以糖友们药量过大就会导致血糖降低，血糖的降低又间接刺激血糖升高，降到最后，结果是血糖越来越高。对于这种情况的处理，我们建议先减少药量，控制饥饿感，减少加餐，再逐步调整。

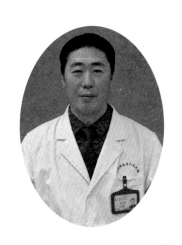

3.糖友刘某某：我有糖尿病肾病，已经在透析治疗，最近我弟弟也发现了糖尿病，请问怎样预防糖尿病肾病？

张明涛医师：糖尿病肾病到了终末期就需要做透析治疗。而对于一名初发糖尿病患者，只要认真治疗，是可以避免严重糖尿病肾病发生的。首先，你弟弟应该对糖尿病肾病有所了解，然后提高对糖尿病肾病的防治意识，积极有效治疗糖尿病，使血糖、血压、血脂、体重控制在理想范围。防治泌尿系感染，糖尿病患者容易发生尿路感染，尤其是神经源性膀胱患者。一旦发生，要合理选择抗生素，防止逆行感染引起肾病。

为预防糖尿病肾病，糖尿病人还需要注意以下几点。

（1）合理膳食：限制蛋白质摄入量是延缓糖尿病肾病进展的重要手段。

（2）戒烟：吸烟会引起肾小球动脉痉挛，还可能损害肾小球毛细血管内皮，加速肾功能下降。

（3）定期进行肾病检查，早期发现糖尿病肾病：尿微量白蛋白排泄率测定是发现糖尿病肾病最敏感、最准确的指标，只要确诊了糖尿病，应常规检测尿微量白蛋白，未发现异常者要每半年监测一次。

（4）定期进行眼底检查：糖尿病肾病和视网膜病变都属于糖尿病的微血管病变，二者具有很强的一致性。糖尿病肾病患者绝大多数存在视网膜病变，眼底视网膜病变是发现糖尿病肾病和诊断糖尿病肾病的重要线索和依据。相信做到以上几点，你弟弟发生严重糖尿病肾病的可能性就很小了。

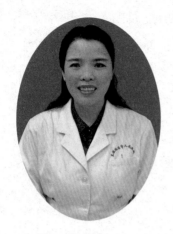

4. 糖友石某某：我听说糖尿病患者有一半都有糖尿病神经病变，请问糖尿病神经病变有哪些表现？怎样提早发现？哪些症状要考虑糖尿病神经病变？

吴胜利主任医师：当糖尿病患者存在以下情况时，要想到可能合并周围神经病变：①脚趾、腿部、手和臂膀有针刺样感觉或灼烧感；②对轻微的刺激过度敏感；③对冷热刺激不敏感；④麻木或感觉缺失；⑤手脚肌肉无力；⑥疼痛、痉挛；⑦平衡和协调能力丧失，以至于行走困难。

当糖尿病患者存在以下情况时，要想到可能合并自主神经病变：①低血糖发生时感觉不到；②长期腹胀、便秘或腹泻；③小便困难及尿潴留；④站立时眩晕或晕厥；⑤休息状态下心动过速；⑥性生活、性高潮障碍；⑦排汗异常（排汗增多或少于平常）；⑧夜晚视物不清，在驾驶时表现明显。

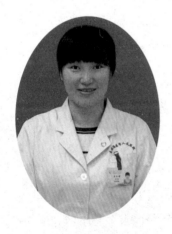

5. 糖友李某某：我是糖尿病患者，最近我的一个邻居因为糖尿病足而截肢了，我感到很恐惧。请问该怎么预防糖尿病足？

朱玉婧医师：首先是通过综合治疗，将血糖控制在达标范围；同时控制血脂在理想水平。要注意穿棉袜，每天更换袜子。棉袜或羊毛等天然纤维材料的袜子，透气性好又吸汗，袜口不要太紧，以免使踝部血管受压致足血循环障碍。每天检查自己的脚，重点检查脚趾、脚缝和脚底，有无水疱、脱皮、磨破或颜色异常等；若自己看不清楚可请家人帮忙。每天晚上用温水泡脚 10 ～ 15 分钟，水温 35 ～ 40℃，但不要泡太长时间，洗完后要将趾间隙处轻柔擦干。穿温暖舒适的鞋，鞋子合适对糖尿病患者非常重要，要穿软皮、棉或莱卡面料的平底鞋，样式要宽松，让脚趾舒服和伸展开来。穿鞋前检查鞋内有无异物、粗糙接缝。鞋里内衬最好是整块皮或棉布。

6.糖友梁某某：我患糖尿病已经15年了，平时按时吃药，但很少查血糖，1周前右足趾起了个水泡，没注意，水泡渐渐变大，我自己把它刺破了，1天后右足趾开始红肿、疼痛，我自己用"碘伏"擦了，3天后开始颜色发黑，昨天开始流黄水，并有臭味了，赶紧到医院，医生说我得了"糖尿病足"，得赶紧处理，耽误了可能要截肢，严重时还会威胁到生命，请问，什么是"糖尿病足"？糖尿病足与糖尿病有什么关系？糖尿病足又有哪些危害？

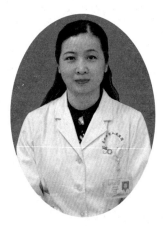

黄雪芳主任医师：糖尿病足是糖尿病患者由于合并神经病变及各种不同程度的末梢血管病变而导致下肢感染、溃疡形成和（或）深部组织的破坏。

糖尿病影响到血液的供应，下肢相对心脏是偏远地区，"后勤"供应线长，受到影响的机会自然很多，而首先表现出来的就是地处"最边疆"的脚趾的问题，然后是整个足部，于是就出现了"糖尿病足"。随着病变的逐渐发展，这种从脚趾开始的坏疽可以逐渐向上发展，严重者可引起整个肢体的坏死，此时已经威胁到患者的生命，截肢保命就成了唯一的措施。

糖尿病足病的形成是全身情况差的集中表现，足病越重，患者全身情况越差。糖尿病足形成除有糖尿病神经病变、周围血管病变外，还伴有心脏、肝、肾、胃肠道甚至肺功能显著损伤，如糖尿病足病变进一步发展，感染的消耗、坏死组织吸收的负担，糖尿病的消耗结合胃肠道摄入不良，又会加重主要生命器官的负担，致使患者病情发展迅速。即使患者截肢后，这些受损的器官功能恢复也较少，如果得不到适当的治疗，最终会因为心血管或肾衰竭死亡。

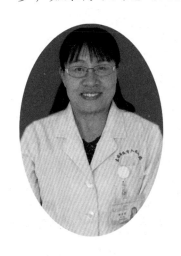

7.糖友汪某某：为什么我很瘦还有脂肪肝呢？

谢爱霞主任医师：脂肪肝出现的原因是脂代谢紊乱，因为糖类、脂肪都要经过肝进行代谢，当脂肪在肝代谢过程中发生障碍时就会出现脂肪肝。大多数肥胖者存在脂肪代谢紊乱的问题，所以说，肥胖者容易伴发脂肪肝。

但是瘦人也会出现脂代谢紊乱：第一种情况就是体型瘦但腹部肥胖的人，过多的脂肪堆积在肝容易出现脂肪肝。第二种情况是营养不良性脂肪肝，当人体营养不良时，蛋白质缺乏，会导致低密度脂蛋白胆固醇合成减少，从而肝转运三酰甘油障碍，使脂肪在肝内堆积，引起脂肪肝。第三种情况是酒精性脂肪肝，因为大量乙醇会导致脂肪在肝代谢障碍，所以长期大量饮酒者无论体型胖瘦都可能出现酒精性脂肪肝。

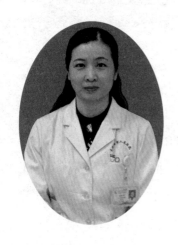

8.糖友张某某：我得糖尿病已经15年了，今日在糖尿病科门诊看病时检查骨密度提示"骨密度下降"，医生建议立即治疗，说如果不治疗，会得"骨质疏松症"，容易出现骨折。请问，糖尿病人为什么容易出现"骨密度下降"，导致骨质疏松？

黄雪芳主任医师：糖尿病患者的机体持续处于高血糖水平，会造成体内钙、磷代谢的平衡状态被破坏。糖尿病患者的渗透性利尿机制要排出大量葡萄糖，同时也造成体内钙、磷、镁等矿物质元素被大量排出体外，造成骨密度快速下降。

在我们的骨骼中，成骨细胞负责骨骼的再生。胰岛素通过成骨细胞表面的胰岛素受体，对成骨细胞的功能进行调节。由于糖尿病患者的胰岛素绝对或相对缺乏，会造成骨细胞的作用减弱，导致骨密度下降。

维生素 D 是促进钙质吸收和活化利用的重要营养素，正常情况下，维生素 D 需要肾组织中的羟化酶来激活。但是，长期的糖尿病引起肾功能损害，肾组织中这种羟化酶的活性就会明显降低，维生素 D 也就不能被充分活化，因为缺少维生素 D，钙的吸收减少，所以造成骨密度下降。

相当多的糖尿病患者并发性腺功能减退，性激素的缺乏本身就会促进和加重骨密度下降，女性在更年期后骨密度更是会加速下降。

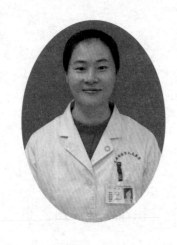

9.糖友蒋某某：我患有牙周炎，最近牙疼得厉害，其中有一颗牙已经松动了，想去牙科拔掉。但是医生说我现在血糖比较高，要等到血糖降下来才能拔牙。可是，我觉得血糖最近一段时间比较高应该是牙周炎造成的，如果牙治好了，血糖自然也就控制好了。问：到底该先拔牙还是该先降糖？

黄丽娟医师：牙周炎与血糖控制之间确实存在相

互影响。一方面，糖尿病患者更容易发生口腔疾病，最常见的就是牙周炎；另一方面，牙周炎会令血糖更加难以控制，加重糖尿病病情。由于您目前的血糖较高，感染也没有控制住，如果拔牙，不仅伤口不易愈合，而且可能会导致感染加重。因此，您应该先去口腔科接受抗感染等保守治疗，感染和炎症减轻了，血糖控制就会更加容易。等血糖改善了，牙疼症状缓解了，再考虑进行手术。

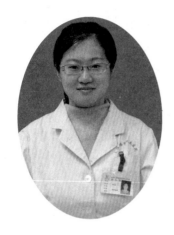

10.糖友张某某：我要拔牙，口腔科大夫让我先测血糖和血压。今天早上血糖为 13 mmol/L，可以拔牙吗？

梁红医师：很多人认为拔牙是简单、常见的小手术，直接到口腔科找医生拔掉就行了。其实，拔牙并不是那么简单。对于糖尿病病人来说，血糖不达标，拔牙要暂缓。因为在高血糖的情况下拔牙会造成感染，而口腔离头颅很近，当口腔发生严重感染时炎症会进入脑部，对生命造成威胁。同时，高血糖也会造成拔牙后出血不止。因此，糖尿病病人血糖在 10 mmol/L 以下会更安全，同时血压也要在 150 mmHg 以下。您血糖 13 mmol/L，偏高，建议先调整血糖，暂缓拔牙。

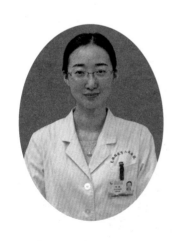

11.糖友付某某：我患糖尿病 10 多年了，近 2 年逐渐感到听力下降，听不清别人说话，看电视也要把声音开到很大，医生说是糖尿病引起的耳聋。请问糖尿病还能导致耳聋、耳鸣吗？

赵越医师：大家都知道糖尿病会引起心脏、眼睛、肾、足等并发症，但很少有人知道对于听力系统的损害。糖尿病耳病也是糖尿病慢性并发症之一，糖尿病患者耳聋发病率甚至高达 35% ～ 50%，糖尿病耳聋的表现是：双侧、进行性感音神经性耳聋，可伴有耳鸣、眩晕、呕吐、耳满胀感等。主要原因是糖尿病长期血糖控制不佳时，会发生血管病变，引起缺血，而耳部器官是对缺血缺氧最敏感的器官之一，当缺血持续存在，就会出现耳鸣、眩晕、耳满胀等轻度受损情况，此时如不及时治疗，接下来就该耳聋了。

糖医生门诊篇

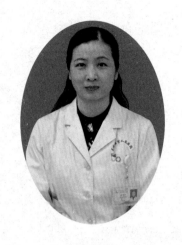

12. 糖友樊某某：我今年49岁，患糖尿病一年，最近半年失眠比较严重，睡眠科大夫建议我去看内分泌科，请问糖尿病人失眠的原因有哪些？

黄雪芳主任医师：

（1）夜间血糖偏低是引起失眠的一个主要原因。需要注意的是，糖尿病人要看相对血糖值，如果患者平时的血糖都在 7.0 mmol/L 左右，睡前血糖在 5.0 mmol/L，血糖值就相对偏低了，要及时纠正，避免出现低血糖。

（2）焦虑为糖尿病人失眠的最常见原因，且主要以入睡困难和睡眠中断最多见；糖尿病引起排尿次数增多、尿急，也可造成睡眠中断；因控制饮食而进食较少，造成夜间饥饿，导致睡眠中断，刚被确诊为糖尿病的人由于心理负担过重，容易失眠。

糖尿病人经常失眠怎么办？专家建议：糖尿病人要控制好血糖，同时消除焦虑情绪，睡眠不好的问题就会慢慢缓解。

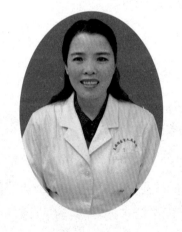

13. 糖友方某某：我患 2 型糖尿病 14 年，3 年前开始注射胰岛素，我现在打算去做减肥手术。不知道像我这种病程很长的患者，手术对控制血糖还有没有帮助？请问：病程较长的患者能不能做减肥手术？

吴胜利主任医师：我们常把肥胖和糖尿病比作一对孪生兄弟，它们不仅常常结伴而行，而且会促进彼此的病情发展。目前，临床上常用的两种减肥手术类型是胃旁路术和可调节胃束带术，其中前者对消化道的损伤和改变较大（如缩小了可用的胃容积，缩短了能发挥生理作用的小肠等）；而后者的创伤较小（等于是在腹腔镜下给胃系上一条可调松紧的"腰带"）；不过，在体重减轻程度和糖尿病缓解率上，前者也强于后者。

对于糖化血红蛋白很高、采用胰岛素治疗、病程很长的患者，减肥手术使糖尿病得到缓解的概率会降低。所以，您需要和医生一起认真权衡手术的风险与收益，其中包括糖尿病得到缓解的概率和程度、潜在的风险、手术费用、术后护理等。对于严重肥胖（体重指数超过 35 kg/m² ）的糖尿病患者而言，手术是减重最有效的方法，而且能够使血糖控制得到明显改善。但是，任何手术都不可能毫无风险，即便是严重肥胖患者在确定手术前也需要做全面评估。此外，还需要考虑年龄、身体状况、伴随疾病、手术禁忌证等问题。

即便糖尿病没有得到完全缓解，减肥手术也会使体重和血糖得到较大的改善，这对于预防和延缓糖尿病并发症是有帮助的，而且可以减少降糖药物的用量。不过，术后还需要进行合理的药物和支持治疗，这对于减少营养不良的发生和降低体重再次增加的风险非常重要。

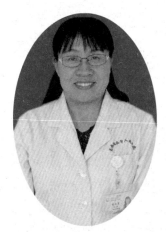

14.糖友杨某某：高血压危害很大，血压低了有没有危害？

谢爱霞主任医师：医学上一般把血压低于 90/60 mmHg 称为低血压，但老年人血压在 100/60 mmHg 时就算偏低了。

糖尿病患者应警惕以下两种低血压。

（1）体位性低血压：由于 17% ～ 78% 糖尿病患者常存在自主神经病变，所以体位性低血压在糖尿病人群中更为常见。体位性低血压是指由平卧体位突然转变为坐位或直立位（如起床）或者长时间站立时血压显著下降、病人出现头晕眼花甚至晕厥、一过性大小便失禁等症状。这种类型的低血压病因不完全清楚，可能与脑动脉硬化所引起的脑血流自动调节能力差或自主神经功能紊乱等因素有关。

最常用也最简单的检查方法是在卧位状态测一次血压，然后突然坐起（上身与床至少呈 65 度）后，再测一次血压。健康人的两次血压测量值相差不大，如果站立后收缩压较平卧位时下降 20 毫米汞柱或舒张压下降 10 毫米汞柱或更多，就属于体位性低血压。

（2）餐后低血压：一些糖尿病患者餐后的血压会显著降低，这是由于大量的血液进入胃肠道参与食物消化吸收，造成心脏和大脑血液供应减少。如果已经存在自主神经功能受损，无法进行正常的血压调节，就会出现血压明显降低。如果餐后 2 小时的收缩压比餐前下降超过 20 毫米汞柱，就说明存在餐后低血压。

如果糖尿病患者发现上述两种低血压，应尽早到心内科就诊。

别忽视引起低血压的两个小细节：

温度变化 夏天，当你从温度很低的房间突然来到户外，或者冬天从户外突然进入温暖的房间，你的血压可能就会明显降低，一些老年糖尿病患者或是体弱者甚至会出现头晕等症状。需要注意的是，高血压患者的血压显著降低，即便血压仍高于正常水平，同样可以出现低血压的症状。

洗澡 通过收集血压正常人群和高血压人群在洗澡前后的血压值，我们发现高血压患者洗澡后血压降低更明显，而且血压比正常人群更难恢复。原因可能是，正常人群体内的传感器可通过感应颈部血液对血管的压力来调节血压，而高血压人群由于动脉硬化等病变，传感器的敏感度降低了。

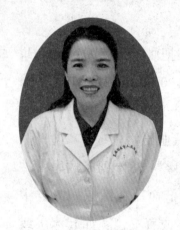

15. 糖友蒋某某：我在健康课堂上听医生说，糖尿病可以影响到全身的各个部分，大到各个系统脏器，小到皮肤毛发。请问：糖尿病患者常见的皮肤损害有哪些？

吴胜利主任医师：糖尿病患者的血糖如果长期控制不佳，高血糖会损害皮肤中的血管和神经，引起皮肤和黏膜疾病。

（1）全身性皮肤瘙痒，女性患者还可出现外阴瘙痒。

（2）各种反复难愈的皮肤感染，常见的有疖、痈等。

（3）糖尿病皮肤病，好发于双侧小腿，皮损初期为红色斑或暗褐色丘疹，有时有脱屑糜烂，继而中心萎缩，色素沉着，皮疹成批出现。

（4）皮肤神经病变，常表现为全身性或四肢皮肤无汗、神经营养性皮肤溃疡，溃疡好发于足部受压部位，为边界清楚、无痛性溃疡。

当伴有血脂异常时，还可出现黄瘤病，多为发疹性。

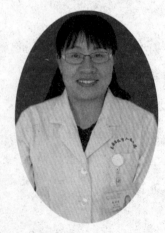

16. 糖友赵某某：我患糖尿病5年，常感到皮肤瘙痒，是什么原因？

谢爱霞主任医师：赵女士您好，糖尿病患者皮肤瘙痒，主要是因皮肤内葡萄糖含量增高，刺激皮肤发痒，或因皮肤长期处于慢性脱水状态，皮肤过度干燥而瘙痒。此外，糖尿病引起感觉的异常亦可引起皮肤瘙痒，这时我们首先要严格控制血糖，将血糖控制在正常范围内。

可以采用药物治疗或者胰岛素治疗；治疗期间要定时监测血糖；不要抓挠，以免破损，因为糖尿病患者的高糖毒性致使机体抵抗力下降，伤口难以愈合，容易引发感染；注意饮食与运动定时定量。必要时可在皮肤科就诊，使用一些外用擦剂或洗剂。

五、糖尿病药物治疗篇

1. 糖友刘某某：我半年前查出 2 型糖尿病，当时空腹血糖 9.2 mmol/L，糖化血红蛋白 8.0%，医生开了二甲双胍和格列吡嗪。虽然药量越来越大，但不久前查空腹血糖还有 8.0 mmol/L，糖化血红蛋白 7.6%。我问医生为什么血糖还这么高，医生说我可能存在比较严重的胰岛素抵抗。问：有严重胰岛素抵抗该怎么办？

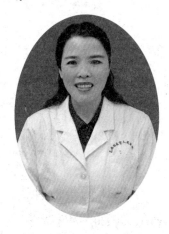

吴胜利主任医师：大家知道，2 型糖尿病的发病原因主要有两方面，即胰岛素抵抗和胰岛功能缺陷。所谓胰岛素抵抗，通俗地说，就是机体对胰岛素不敏感了。资料显示，80% 以上的 2 型糖尿病患者都存在不同程度的胰岛素抵抗，尤其是肥胖患者。机体对胰岛素不敏感了，也就意味着胰岛素的作用"贬值"了，在这种情况下，人体为维持正常血糖水平，胰岛 B 细胞就必须"努力"地分泌更多的胰岛素，结果导致体内出现高胰岛素血症。但是机体分泌胰岛素的能力不可能长期、无限地增加，胰岛 B 细胞长期超负荷工作，胰岛功能就会受到损害。随着病程的延长，胰岛功能的损伤会越来越重，分泌的胰岛素也会越来越少，糖尿病病情就会不断恶化。血糖控制不能片面追求降糖效果而不注重对胰岛功能的保护。比如，已经存在胰岛功能缺陷的患者，如果还一味大量使用胰岛素促泌剂，通过刺激胰岛素分泌达到降糖目的，只会加速胰岛功能的衰竭，使病情愈发复杂难治。所以改善胰岛素抵抗，提高胰岛素"工作效率"才是整体治疗策略的重中之重。严重胰岛素抵抗患者单靠减轻体重和二甲双胍往往不足以有效改善胰岛素抵抗，此时可以考虑加用噻唑烷二酮类药物，也被称为胰岛素增敏剂，如太罗、吡咯列酮等。胰岛素增敏剂除了能有效改善胰岛素抵抗外，还具有其他作用，如保护胰岛 B 细胞、调脂、降血黏度等，从而发挥以治疗胰岛素抵抗为指导策略的糖尿病综合治疗效果。不过，有明显心力衰竭、活动性肝病或转氨酶升高超过正常上限 2.5 倍以及严重骨质疏松和骨折病史的患者应禁用此类药物。

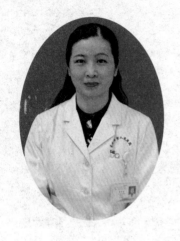

2. 糖友冯某某：我患 1 型糖尿病 5 年了，一直在注射胰岛素。我在很多文章里看到介绍二甲双胍有很多好处，不知道 1 型糖尿病患者能不能吃二甲双胍？

黄雪芳主任医师：临床上二甲双胍与胰岛素联用在 1 型糖尿病治疗中也不少见，但这并不是二甲双胍说明书上明确说明的用法，我们称之为 "标签外使用"，且目前已有循证医学结果提示在 1 型糖尿病中使用二甲双胍可以使胰岛素的用量减少，糖化血红蛋白下降，因此，我们建议，肥胖的 1 型糖尿病可尝试使用，但在使用过程中应注意低血糖的发生。

3. 糖友徐某某：我今年 72 岁，患 2 型糖尿病已经 8 年，一直服用的是二甲双胍。我每天都坚持做很多运动，血糖一直也控制得不错。不过，最近一段时间，我发现自己的睡前血糖很好，控制在 4.5 ～ 5.5 mmol/L，但早上的空腹血糖比以前高了不少，多在 7.0 ～ 8.0 mmol/L。这是不是说明我的病情加重，需要开始注射胰岛素了？问：是否需要开始胰岛素治疗？

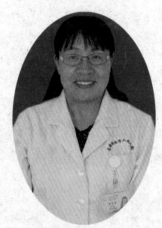

谢爱霞主任医师：我们知道，2 型糖尿病是一种进行性疾病，其治疗方案需要随着病情发展而不断调整。对于您目前是否需要开始胰岛素治疗，应当让您的医生首先对病情进行全面评估，再决定下一步的治疗方案。临床上常用的方法是加用另一种口服降糖药或睡前注射一针基础胰岛素。

《中国 2 型糖尿病防治指南（2010 年版）》建议，大多数 2 型糖尿病患者的空腹血糖应控制在 3.9 ～ 7.2 mmol/L，非空腹血糖控制在 ≤ 10.0 mmol/L，糖化血红蛋白控制在 < 7.0%，而儿童、高龄、频发低血糖、预期寿命较短以及合并心血管疾病或严重急慢性疾病的患者血糖控制目标可适当放宽。因此，您的血糖控制在什么范围合适，应当让医生根据个人情况来确定，如其他疾病史。记住：适合自己的安全血糖范围是您每次复诊时必

须要问医生的内容。

　　为了帮助医生确定导致清晨高血糖的原因，您除了监测睡前和清晨血糖外，还应监测凌晨3点左右的血糖，连续监测几天，以便从中找到规律。此外，您还应当询问医生是否仍然适合服用二甲双胍，由于二甲双胍经肾排泄，而肾功能会随着衰老而逐渐降低，鉴于您年龄较大，应考虑肾功能不全造成二甲双胍过度蓄积而出现乳酸酸中毒等问题。

　　最后一项建议是，您坚持运动锻炼对于控制血糖以及保持各项生理功能和延缓衰老都大有裨益，应当继续坚持下去，但要注意量力而行。

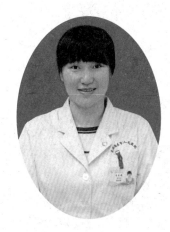

　　4.糖友张某某：我12年前查出患有糖尿病，9年前开始注射胰岛素治疗，血糖控制始终不理想，去医院调整用量后，能控制半个月，之后血糖还是高。我现在是胰岛素早上打12 U，晚上打8 U，餐后血糖13.9 mmol/L，如果是早上12 U，晚上10 U，餐后血糖是16.9 mmol/L，我这种情况是胰岛素失效吗？

　　朱玉婧医师：您提供的餐后血糖不知是哪餐后的血糖，影响餐后血糖的因素很多，仅凭一次餐后血糖结果，不能对增加2 U胰岛素就肯定能使血糖升高下结论，也谈不到胰岛素已失效。您应该在饮食及运动相对固定的情况下，连续三天监测三餐前、三餐后2小时和睡前的血糖，判断哪个时段血糖高。早餐后血糖高，对早餐前注射的胰岛素加量；晚餐后血糖高加晚餐前的胰岛素量，空腹血糖高也可增加晚餐前的胰岛素用量，如果血糖仍不稳定，最好是来医院进一步诊治。

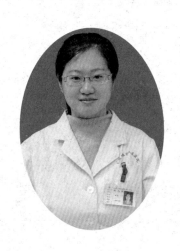

　　5.糖友黄某某：我是糖尿病患者，最近一个月出现了消化不良，腹胀、腹泻，请问消化不良患者是否可以服用阿卡波糖？

　　黄丽娟医师：阿卡波糖主要是抑制葡萄糖苷酶活性，从而延缓碳水化合物吸收造成肠道葡萄糖吸收缓慢，降低餐后血糖。但另一方面阿卡波糖又会使还没有完全消化的糖分进入大肠，糖分与大肠中的大肠埃希菌发酵产生气体，可出现胃肠胀气感觉，如腹胀、肠道蠕动增加而肠鸣音增多、肛门排气增多，偶有腹泻，极少见有腹痛等消化道症状。有严重消化不良的糖尿病患者慎用阿卡波糖，可选择其他对消化道副作用较少的降低餐后血糖药物。如果消化道症状轻的糖尿病患者，由于饮食结构和习惯无法改变使餐后血糖升高，可以小剂量开始使用阿卡波糖，这样蠕动到大肠的糖分与大肠埃希菌发酵较少，消化道症状可能较轻，随着胃肠道症状减轻一段时间后，逐渐增加阿卡波糖剂量。

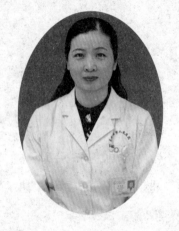

6. 糖友丁某某：糖尿病患者容易发生便秘，请问哪些降糖药物可使糖尿病患者的便秘加重？

黄雪芳主任医师：近年来糖尿病治疗又增添了一类作用于胰高血糖素样肽-1（GLP-1）新靶点的药物，高血糖状态下 GLP-1 促进胰岛素分泌增加、抑制胰高血糖素分泌，同时减慢胃排空，延缓肠蠕动，增加饱腹感，减少食物摄取使血糖恢复生理水平。利用 GLP-1 的生理作用开发了 GLP-1 受体激动药，用于调节血糖恢复正常，但它同时作用于胃肠道，减慢胃排空和延缓肠蠕动，故 GLP-1 受体激动药有可能使糖尿病患者的便秘加重。GLP-1 在人体内很快被二肽基肽酶 4（DPP-4）迅速降解，为了使人体自身的 GLP-1 不被降解，人们研发了 DPP-4 抑制药如西他列汀、沙格列汀、维格列汀、阿格列汀、利格列汀、曲格列汀、替格列汀及奥格列汀等降糖药物，这类药物通过增加内源性 GLP-1 浓度以发挥肠促胰岛素葡萄糖调节作用，同时也有较弱的胃肠道作用。引起便秘等胃肠道副作用也弱于 GLP-1 受体激动药。

如果正在服用 GLP-1 受体激动药以及 DPP-4 抑制药类药物一定要注意便秘问题，在平时要多吃富含膳食纤维的食物，多喝水、加强体育锻炼，进行腹部按摩以及养成定时排便的习惯，避免因为药物因素造成便秘困扰。

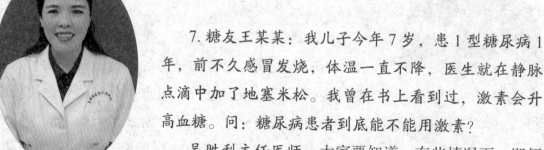

7. 糖友王某某：我儿子今年 7 岁，患 1 型糖尿病 1 年，前不久感冒发烧，体温一直不降，医生就在静脉点滴中加了地塞米松。我曾在书上看到过，激素会升高血糖。问：糖尿病患者到底能不能用激素？

吴胜利主任医师：大家要知道，有些情况下，即便知道某些药物会影响血糖控制，但还是不得不用，肾上腺糖皮质激素就是如此，如地塞米松、波尼松、氢化可的松，因为它们在抗过敏、治疗危重症、消炎以及治疗自身免疫性疾病等方面确实有很好的疗效。小儿高热如果不尽快降温，容易引起惊厥等危险病症，此时也需要酌情使用地塞米松。当然，激素类药物也有很多副作用，其中之一就是会引起糖脂代谢紊乱，升高血糖和血脂，长期应用还可引起骨质疏松等。所以，糖尿病患者对于激素的使用，应当遵循能不用时就不用、必须用时别犹豫、并且注意用量和疗程的原则。在使用激素治疗时，我们可以通过调整降糖方案来确保血糖控制在理想水平。

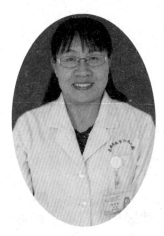

8. 糖友李某某：我患 2 型糖尿病 4 年，去年年底发生了一次心肌梗死，不过病情比较轻。本来我的血脂各项都正常，但医生说如果同时患有糖尿病和冠心病，血脂就要降得更低才行，所以让我吃降脂药。我听说降脂药容易伤肝，很担心吃出问题来。问：降脂药该怎么吃才安全？

谢爱霞主任医师：糖尿病患者在看血脂检查报告时，千万不能看到各项指标都处在正常参考范围就认为没问题了，因为这个参考范围是针对健康人群的，而糖尿病患者需要控制得更加严格。以低密度脂蛋白胆固醇（LDL-C）为例，对于正常人来说，不超过 3.37 mmol/L 就是正常的；但对于 2 型糖尿病患者来说，要控制在 2.5 mmol/L 以下才算达标；而对于像您这样已经发生过心肌梗死等心血管疾病的 2 型糖尿病患者，则需要将 LDL-C 降至 2.07 mmol/L 以下或较原水平降低 30% ~ 40%。对于降脂药容易伤肝的说法是一个很常见的认识误区。任何药物使用不当都可能会出现不良反应，但只要使用得当并加强监测，就能在收获治疗益处的同时将危险降至最低。我们不能因为其潜在的一些副作用而放弃它对心血管健康的保护作用。通常，在合适的用量和定期监测下，降脂药物严重不良反应发生率并不高。最后需要提醒的是，生活方式干预不仅是降糖治疗的基石，也是调脂治疗的基础。

9. 糖友赵某某：我是一名长途司机，半年前查出了 2 型糖尿病，现在服用二甲双胍和格列美脲。我基本上每天都有 10 个小时以上在开车。请问：糖尿

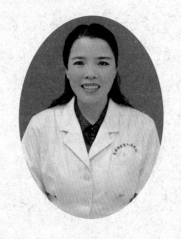

病患者在开车时需要注意什么？

吴胜利主任医师：低血糖是驾车过程中最危险的问题，糖尿病患者每次开车前最好测一下血糖，发现血糖偏低，应立即进餐。如果是长途行车，应储备足够的糖类放在可以随手拿到的地方，严格遵医嘱定时定量服药，定时定量进餐和灵活加餐。此外，即使没有眼部不适，也应至少每半年到医院检查一次眼睛，白天开车时应佩戴太阳镜，避免强光损伤眼睛。如出现视网膜病变，应避免开车。

六、糖尿病教育篇

1. 糖友杨某某：本人40岁，患糖尿病2年，目前空腹血糖、餐后血糖正常，糖化血红蛋白正常，无并发症，已停药。请问我平时多吃些素食，餐后加强运动可以吗？

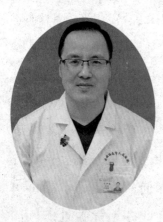

乙丰收副主任医师：您已确诊糖尿病，目前空腹血糖、餐后血糖和糖化血红蛋白正常，现已停药，说明您前一阶段治疗，合理饮食、适当运动和药物治疗是正确的。您停药后血糖仍正常，可以继续停药，定期监测，一旦血糖升高，可以酌情再应用药物。糖尿病患者无论用药或停药，合理饮食和运动治疗均不可放松，这两方面对于糖尿病治疗至关重要，一定要坚持。还要注意学习糖尿病知识，坚持"五驾马车"的原则，预防并发症的发生和发展。

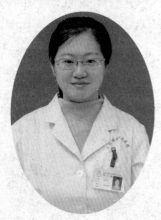

2. 退休干部张某某：住院时会多点监测血糖，出院后测得少了，请问不同监测点血糖的意义有什么不同？我72岁了，怎样控制比较安全？

梁红医师：一般院外病友测以下几点就可以了。不同监测点血糖的不同意义以及不同年龄段血糖的控制目标我们可以从下两个表中了解到：

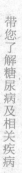

监测点	监测时间	监测的意义
空腹血糖	隔夜禁食 8 ～ 10 h	能最真实地反映血糖控制情况
餐前血糖	午餐和晚餐前的血糖	指导患者调整餐前注射胰岛素（或口服药）的量
餐后 2 小时血糖	三餐均从吃第一口饭开始计时的 2 小时后	能反映胰岛 B 细胞分泌胰岛素的能力、进食及降糖药是否合适

年龄	控制目标		
	空腹血糖	餐前血糖	餐后 2 h 血糖
0 ～ 6 岁的儿童	5.6 ～ 10.0 mmol/L		6.1 ～ 11.1 mmol/L
7 ～ 12 岁的儿童	5.0 ～ 10.0 mmol/L		5.6 ～ 10.0 mmol/L
13 ～ 19 岁的青少年	5.0 ～ 7.2 mmol/L		5.0 ～ 8.3 mmol/L
成年人	< 5.6 mmol/L		< 7.8 mmol/L
老年人	< 7.8 mmol/L		< 11.1 mmol/L
妊娠糖尿病患者	< 5.3 mmol/L	< 5.3 mmol/L	< 6.7 mmol/L

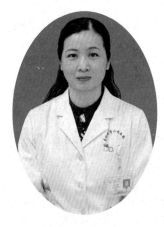

3. 糖友陈某某：血糖每天要监测多少次？为什么医生对我和邻居的血糖监测次数要求不一样？

黄雪芳主任医师：血糖自我检测的频率取决于您的治疗目标和方式。如果您的血糖控制较差或病情危重时，需要每天监测血糖 4 ～ 7 次，直到病情稳定、血糖得到控制为止；当您的病情稳定或者已经达到控制目标时，可以每周监测 1 ～ 2 天，每天 4 ～ 7 次。对于使用胰岛素治疗的患者，在治疗开始阶段每天至少自我监测血糖 5 次，当达到治疗目标后每天检测血糖 2 ～ 4 次。如果您服用口服降糖药和（或）改变生活方式时，血糖控制达标后每周监测 2 ～ 4 次。

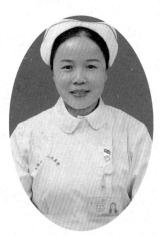

4. 糖友崔某某：我一天注射四次胰岛素，人又瘦，所以打起针来很疼，请问有什么方法可以减轻胰岛素注射时的疼痛呢？

谢成瑶护师：胰岛素注射一般不疼，少数患者会感觉疼痛，我们常见的疼痛原因有：

（1）胰岛素刚从冰箱里拿出，温度低，注射时会引起疼痛。所以正在使用的胰岛素常温保存就可以了。

（2）勤换针头，一般胰岛素针头都是一次性的，糖友为节省会反复使用，这就增加了疼痛感，也增加了感染的概率。

（3）乙醇挥发干后再注射。若消毒皮肤的乙醇未干就进行注射，乙醇从针眼被带到皮下，引起疼痛。

（4）用手捏起注射部位皮肤，注射时用一只手轻轻捏起注射部位约3厘米宽的皮肤，既方便注射，又能分散注射时针头引起的疼痛感。

（5）进针速度要快，进针时要果断，进针越慢，痛感越强。

（6）拔针时别改变方向，注射完毕后，保持原进针方向，迅速将针拔出。

（7）保持肌肉放松，要保持注射部位肌肉放松。

（8）更换注射部位，每次注射都与上次注射部位保持1～2厘米的距离，避开皮肤感染处及皮下硬结。

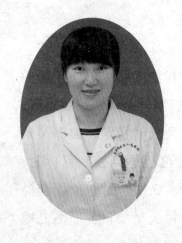

5. 糖友赵某某：糖尿病患者如何选择在院治疗还是在家治疗？

朱玉婧医师：糖尿病是一种慢性病，确诊后多数情况是可以在家中治疗的，通过很好地掌握"五架马车"，正确安排好工作、生活和用药就能把血糖控制在正常范围内；而有时又需要住院治疗，这样更有利于监测病情，接受糖尿病知识教育，还能使生活和治疗更加规律，也便于医生制订个体化的治疗方案。

由于糖尿病是一种慢性病，需要长期治疗，所以不能仅仅靠住院治疗就能治愈，如果自己不能很快掌握全面的糖尿病知识，不能减少对医生的依赖，可能会多次住院，导致精神紧张，还会加重经济和心理负担。但如果有以下几种情况就必须住院观察和治疗。

（1）糖尿病合并感染、外伤、手术、大出血、卒中、心肌梗死等应激状态时。

（2）糖尿病急性并发症，如低血糖症、糖尿病酮症酸中毒、糖尿病高渗透压综合征、糖尿病乳酸性酸中毒等。

（3）严重的慢性并发症，如糖尿病肾病（Ⅳ—Ⅴ期）、糖尿病视网膜病变（增殖期或重度非增殖期）、顽固性皮肤瘙痒、心律失常、糖尿病足等。

（4）血糖因未知原因波动很大，单纯在家中治疗不能将其控制稳定。

（5）刚诊断为糖尿病的糖友，也可以通过住院治疗学习糖尿病的相关知识，并学会自我检测。

七、妊娠糖尿病篇

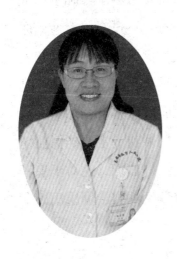

1. 糖友王某某：妊娠糖尿病对妊娠的影响？

谢爱霞主任医师：女性在妊娠期间发生的血糖增高称作妊娠糖尿病。妊娠糖尿病对胎儿和孕妇都有一定影响，且主要影响是短期和远期危害并存。

妊娠期间胎盘会分泌多种激素和细胞因子，导致母体胰岛素抵抗增加，加之母体发生的一些生理变化，即便孕前血糖正常的女性也可能在怀孕24周以后发生妊娠糖尿病。妊娠糖尿病可能引起的母体问题包括高血压、先兆子痫、感染（泌尿系统感染、宫内感染及阴道炎等）、早产、羊水过多等，以后患2型糖尿病的风险显著增加；对胎儿的影响包括巨大儿（导致难产）、新生儿低血糖、新生儿呼吸窘迫综合征等，而且长大后患肥胖、糖尿病、高血压、冠心病的风险均增加。因此孕期血糖的检测和管理是很重要的，需要妇科和内分泌科医生共同诊治。

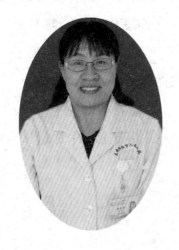

2. 糖友任某某：我患糖尿病4年了，今年29岁，请问糖尿病对妊娠有什么影响？

谢爱霞医师：孕前有糖尿病，妊娠时胎儿神经系统和心脏发育有发生病变的风险。糖尿病女性如果孕前没有把血糖控制达标，就意味着胚胎从受精卵开始就面临高血糖的危害。有研究表明，母体血糖过高时，导致大量葡萄糖进入胚胎。这时胚胎就需要更多的氧气来分解过剩的葡萄糖，然而在胚胎发育早期，胎儿还没有建立自己的心脏和血供系统，只能从母体获得氧气。因此，胎儿体内氧气的消耗远远超过了氧气的摄取，会产生一种叫作缺氧应激的状态，简单来说就是胎儿快要窒息了，这种状况会影响脊髓和脑的发育。胎儿的神经系统和心脏发育的关键期都是妊娠的前三个月，因此，女性糖尿病妊娠时如果血糖控制不佳，胎儿最容易发生这两大器官的畸形，甚至导致胚胎死亡。

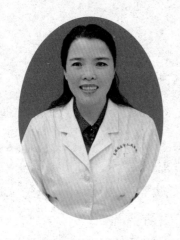

3.糖友夏某某：我的女儿今年16岁，不久前查出了1型糖尿病。请问：糖尿病患者能正常生育吗？

吴胜利主任医师：糖尿病患者只要确保良好的血糖控制，就能维持正常的生长发育，保持正常的学习和工作能力，也可以像正常人一样结婚和生育。不过对于女性糖尿病患者来说，为了保证自身和后代的健康，在生育问题上应注意几点：①如准备生育应尽量早生，因为随着病程延长，各种并发症的发生风险增加，而妊娠本身会加重并发症的病情，尤其是视网膜病变、肾病和心血管病变；②计划妊娠前一定要确保血糖控制理想，血糖达标前应先进行避孕，怀孕过程中也需要控制好血糖，这对于患者和胎儿的健康都至关重要；③不宜多生，因为每一次怀孕和分娩都会给糖尿病妇女带来巨大的身体和精神上的负担，并且都存在一定的风险。

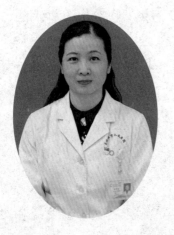

4.糖友朱某某：我怀孕6个月，孕检时发现血糖偏高，但还没达到糖尿病水平，请问孕妇高血糖怎么办？

黄雪芳主任医师：孕妇高血糖应通过膳食治疗控制孕妇血糖升高，同时保证胎儿的正常发育。膳食治疗的原则是：孕妇不减肥；按体型调整食物结构比例及热量；少食多餐，最好分3大餐，3小餐；少吃糖分高的水果；蔬菜每天400～500克，其中有色蔬菜不少于50%。

另外，碳水化合物的来源种类有一定的要求，应以米、麦类等多糖为主，严格限制蜂蜜、糖浆、麦芽糖等纯糖制品及含糖量高的甜品。在谷类主食中尽量选择血糖指数较低的品种，如燕麦片、玉米面和荞麦面等。

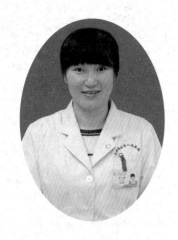

5. 糖友宋某某：我患糖尿病2年了，今年想要孩子，请问我可以怀孕吗？

朱玉婧医师：患有糖尿病的年轻妇女在怀孕前都应该去医院咨询医生，建立孕前档案。因为，无论是1型糖尿病还是2型糖尿病，所怀的胎儿均受影响，如先天畸形、子痫、早产和围产期问题都较非糖尿病妇女多。是否能够妊娠取决于血糖控制情况和是否合并并发症等。准备妊娠前需要检查肾功能、眼底、甲状腺功能、心电图等。若餐前血糖＜6 mmol/L、餐后血糖＜8 mmol/L、糖化血红蛋白＜7.5%，则可以计划怀孕。控制血糖对于母亲和胎儿都很重要，决定了是否可以得到健康的宝宝和母亲的安全，最好每天检测血糖。宋女士，你目前空腹血糖8～9 mmol/L，糖化血红蛋白8.4%，还不适宜妊娠，待血糖平稳3个月后再考虑妊娠。